甲状腺疾病220问

JIAZHUANGXIAN JIBING 220 WEN

主　编　葛述科

副主编　王　丹

编　者　（以姓氏笔画为序）

于　涛　王红微　白雅君

刘艳君　齐丽娜　孙石春

孙琳琳　孙嘉忆　李　东

高　伟

U0293427

河南科学技术出版社
·郑州·

内容提要

本书以问答的形式详细介绍了甲状腺疾病的防治知识，主要包括甲状腺疾病基础知识、甲状腺肿、甲状腺功能亢进症、甲状腺功能减退症、甲状腺炎、甲状腺肿瘤6个部分。本书内容科学实用、文字通俗易懂，对普及甲状腺疾病防治知识具有很好的指导性和实用性，适合基层医务人员及甲状腺疾病患者阅读参考。

图书在版编目（CIP）数据

甲状腺疾病 220 问/葛述科主编. －郑州：河南科学技术出版社，2018.3（2021.9 重印）
ISBN 978-7-5349-8710-6

Ⅰ. ①甲… Ⅱ. ①葛… Ⅲ. ①甲状腺疾病－防治－问题解答 Ⅳ. ①R581-44

中国版本图书馆 CIP 数据核字（2017）第 312791 号

出版发行：河南科学技术出版社
北京名医世纪文化传媒有限公司
地址：北京市丰台区万丰路 316 号万开基地 B 座 1-115　邮编：100161
电话：010-63863186　010-63863168
策划编辑：欣　逸
文字编辑：魏　新
责任审读：杜云祥　周晓洲
责任校对：龚利霞
封面设计：中通世奥
版式设计：崔刚工作室
责任印制：苟小红
印　　刷：北京盛通印刷股份有限公司
经　　销：全国新华书店、医学书店、网店
开　　本：850 mm×1168 mm　1/32　印张：7.5　字数：144 千字
版　　次：2018 年 3 月第 1 版　2021 年 9 月第 2 次印刷
定　　价：35.00 元

前　言

　　甲状腺是人体重要的内分泌器官,重量仅30克左右,形状像一只张开翅膀的蝴蝶。甲状腺被喻为"身体的发动机",甲状腺激素几乎作用于人体所有的组织细胞,调节人体糖、脂肪、蛋白质、水、电解质及维生素的代谢,对心功能及骨代谢有重要影响,可谓牵一"腺"而动全身。

　　随着生活水平的提高,人们对健康的要求日益迫切,常规身体检查广泛普及,甲状腺的检查逐渐引起了大家的重视。目前,不论是何种甲状腺疾病,其发病率皆有不断上升的趋势,究其原因,与现代人承受的工作压力大、检查技术不断进步有很大的关系。另外,随着人们对优生优育的重视,甲状腺疾病在妊娠期对胎儿及母体的影响也越来越引起大家的关注。甲状腺疾病不同于普通感冒发热,其治疗相对来说需要一个漫长的过程。部分甲状腺功能减退症患者在得知自己需要长期服药甚至终身服药时,被吓得惶惶不可终日。因此,我们编写了这本《甲状腺疾病220问》,通过一问一答的形式,对临床中患者常遇到的问题做出解答,让患者放下心理负担,快乐治病。

　　本书包括甲状腺疾病基础知识、甲状腺肿、甲状腺功能亢进症、甲状腺功能减退症、甲状腺炎、甲状腺肿瘤 6 个部分，其内容丰富，科学实用，旨在更广泛地普及甲状腺疾病防治知识。

本书中若有疏漏之处，敬请同行及读者给予指正。

编　者

目 录 ∾

一、甲状腺疾病基础知识

 甲状腺是个什么样的器官？

　　甲状腺是人体最大的内分泌器官,甲状腺在人体胚胎第3周就出现了,它起源于咽底部的内胚层,是胚胎内分泌腺中出现最早的腺体,在第一、第二鳃囊的中间,胚胎15周时向下移行,最终停留在气管前,峡部位于第2—4气管环前。

　　正常甲状腺外形略呈"H"形,平面外观似蝴蝶,分左右两个侧叶,右叶大于左叶,每叶形状像一个尖端向上的锥体,甲状腺每叶长2.5～4.0厘米、宽1.5～2.0厘米、厚1.0～1.5厘米,中间连接部分为峡部,少数人在峡部有一个舌状的向上突起,称为锥叶,这是胚胎初期甲状腺舌导管的残余。甲状腺的大小和重量随着身高体重的增长而增加,新生儿甲状腺重量约1.5克、10岁儿童10～20克、一般成人重量为20～40克,女性甲状腺比男性略大,右侧甲状腺比左侧甲状腺略大,老年人甲状腺轻微缩小。正常情况下,由于甲状腺很小、很薄,因此在颈部既看不到亦摸不到。如果在颈部能摸到甲状腺,即使看不到,也被认为甲状腺发生了肿大。

　　甲状腺有丰富的血液供应,其动脉血供应主要来源于同侧的甲状腺上动脉和甲状腺下动脉。甲状腺上动脉为颈外动脉的分支,分布在甲状腺的上部;甲状腺下动脉为锁骨下动脉的分支，分布在甲状腺下部的后面。甲状腺的血液供应为 5 毫升/（克·分钟），虽然整个甲状腺的血液供应总量不如心、肝、肾或大脑的血液供应那么丰富，但以单位重量的血液供应比重来说，它比心、肝、肾或大脑的血液供应都要多。甲状腺上部的血液由甲状腺上静脉进入颈内静脉，中部血液经甲状腺中静脉也进入颈内静脉，下部血液经甲状腺下静脉进入无名静脉。甲状腺的淋巴管很丰富，淋巴液由滤泡周围丛引流至颈部、胸骨后、气管及前喉部淋巴结。甲状腺的神经分布也很丰富，有交感神经和副交感神经两种，经喉上神经分布到甲状腺，前者起源于颈交感神经节，后者起源于迷走神经。若甲状腺外科手术损伤了喉上神经，会引起喉黏膜感觉丧失，饮水或进食易引起呛咳或声带松弛，声调变低；损伤了喉返神经会造成声带麻痹。

甲状腺在发育的过程中，从舌根部沿着中线向下到达颈前气管环前，在下降过程中，甲状腺残留组织残体可能停留在下降途中的任何位置，则成为异位甲状腺，异位甲状腺可发生在舌根部、颈前、胸骨后，偶然可发生在颌下腺附近甚至心包内。

 2 甲状腺有什么功能？

作为人体最大的内分泌腺体，甲状腺被喻为"身体的发动机"，甲状腺主要产生甲状腺激素和降钙素。两种激素通过血液运输到全身各个器官、系统，发挥广泛的作用。

降钙素主要作用于骨骼，抑制骨吸收并促使成骨细胞活性增加，使骨钙和磷向血液中释放减少，使血钙下降。降钙素受血钙的影响，升高的血钙刺激降钙素释放，下降的血钙抑制降钙素释放。但是奇怪的是降钙素缺乏或增多并不引起体内代谢异常,也就是说,降钙素的生理作用是清楚的,但是其病理作用并不清楚,而甲状腺激素缺乏或过多却引起体内代谢明显异常,所以我们将甲状腺的主要功能称为是制造、储存和释放甲状腺激素,而忽略降钙素的作用。

甲状腺激素促使机体的氧化反应,促进机体产热,提高机体的基础代谢,同时甲状腺激素还提高机体对儿茶酚胺的反应,增加交感神经的兴奋性,促进机体对外界环境的反应。

甲状腺激素作用于全身各个器官、各种组织。简单地说:①脑,调节情绪和一些细微的变化;②心脏,增加心率和收缩力;③脂肪,增加脂肪分解和产热效应;④骨髓,对于正常的造血机制是必需的;⑤神经,增加交感神经张力和反射;⑥肾,增加自由水清除;⑦骨,增加骨吸收。此外甲状腺激素还影响皮肤、毛发、肌肉和其他组织。

3 甲状腺激素是如何产生和代谢的?

甲状腺激素是在甲状腺滤泡上皮细胞内合成的。首先,血液中的碘离子(I^-)被甲状腺滤泡上皮细胞"吸入"其内部,滤泡上皮细胞有一种独特的本领,将"吸入"其内部的碘离子进行氧化,形成"活性碘"备用。

此外,滤泡上皮细胞还有合成甲状腺球蛋白(Tg)的功能,这种蛋白含有酪氨酸,也是合成甲状腺激素的原料,"活性碘"形成后,就和甲状腺球蛋白上面的酪氨酸发生反应。使其发生碘化,形成碘化的酪氨酸,即 3-碘酪氨酸和 3,5-二碘酪氨酸。然后,位于甲状腺球蛋白上的两个 3,5-二碘酪氨酸"手拉手"偶联在一起,就形成了甲状腺素(T_4);一个 3,

5-二碘酪氨酸与一个 3-碘酪氨酸"手拉手"偶联在一起,就形成了另一种甲状腺激素:三碘甲状腺原氨酸(T_3)。

甲状腺激素(T_3 和 T_4)合成后仍保留在甲状腺球蛋白(Tg)上,储存在由滤泡上皮细胞手拉手围成的滤泡腔中,储存的激素量很大,足够机体使用 50～120 天。机体需要甲状腺激素时,滤泡上皮细胞就把滤泡腔中带有 T_4 和 T_3 的甲状腺球蛋白"吸入"细胞内部,将 T_4 和 T_3 从甲状腺球蛋白上解离下来,释放入血液中,供机体利用。

甲状腺激素在体内代谢,部分从肾直接滤出,部分在体内降解后排出。其在体内降解途径:①经脱碘后排出;②经侧链降解后排出。

4 甲状腺激素有哪些生理作用?

甲状腺分泌的甲状腺激素主要包括四碘甲状腺原氨酸(T_4)和三碘甲状腺原氨酸(T_3)。这两种激素在血清中大部分都与甲状腺激素结合球蛋白(TBG)结合,因此血清中的甲状腺激素分为游离和结合两种状态。血清总四碘甲状腺原氨酸(TT_4)和血清总三碘甲状腺原氨酸(TT_3)是血清中与 TBG 结合的 T_4、T_3。FT_4、FT_3 分别是指血清中游离的 T_4、T_3。T_3 为主要发挥生物活性的甲状腺激素,10%～20%的 T_3 由甲状腺合成和释放,80%～90%来自于周围组织 T_4 脱碘转化。血清中绝大多数(99.5%)的 T_3 为 TT_3,仅少数(0.5%)处于 FT_3 状态。

甲状腺激素的生物学作用十分广泛,主要作用是促进物质和能量的代谢,促进生长及发育。它对中枢神经系统、心血管系统、血液系统、呼吸系统、消化系统及肌肉都有影响。

甲状腺激素还可影响生殖功能,对胰岛、甲状旁腺及肾上腺皮质等内分泌腺有不同程度的影响。

(1)对生长和发育的影响:甲状腺激素是人类生长发育和成熟必需的物质,可促进生长、发育及成熟。在人体中,甲状腺激素不仅能促进生长发育,还能促进生长激素的分泌,并增强生长激素对组织的效应,两者之间存在着协同作用。甲状腺激素促进生长、发育的作用是通过促进组织的发育、分泌,使细胞体积增大、数量增多来实现的,其中对神经系统和骨骼的发育尤为重要,特别是在出生后头 4 个月内的影响最大。一个患先天性甲状腺发育不全的胎儿,出生时身长与发育基本正常,数周至 3~4 个月出现以智力迟钝、长骨生长停滞等现象为主要特征的"呆小病",这也证明了甲状腺激素对脑及长骨的正常发育至关重要。

(2)对中枢神经系统的影响:甲状腺激素对中枢神经系统的发育成熟及正常功能的维持具有重要作用。在神经系统中,神经细胞树突、轴突和髓鞘的形成,胶质细胞的生成,以及脑血流供应均有赖于适量的甲状腺激素的存在。甲状腺激素的过多或过少直接关系着神经系统的发育及功能状况,在胎儿期和出生后早期缺乏甲状腺激素,脑部的生长、成熟将受到很大的影响,使大脑发育不全,从而出现以精神、神经及骨骼发育障碍为主要表现的呆小病,甲状腺激素补充得越早、越及时,越能降低神经系统的损害,否则,将造成不可逆转的智力障碍。对成人,甲状腺激素的作用主要表现在提高中枢神经的兴奋性,甲状腺功能亢进时患者常表现为神经过敏、多言多虑、思想不集中、性情急躁、失眠、双手平伸时出现细微震颤等;甲状腺功能亢进危象时可出现谵妄、昏迷。

在甲状腺功能减退时则可见记忆力低下、表情淡漠、感觉迟钝、行动迟缓、联想和语言活动减少、嗜睡等。对成年人来说,兴奋性症状或低功能性症状都是可逆的,经治疗后大都可以消失。

(3)对心血管系统的影响:适量的甲状腺激素是维持正常心血管功能所必需的,过多的甲状腺激素对心血管系统的活动有明显的加强作用,表现为心率加快,在安静状态下,心率可达 90～110 次/分,心搏有力,心排血量增加,外周血管扩张,收缩压偏高,脉压增大。但是,甲状腺功能亢进时血液循环的效率实际上比正常时降低,因其心排血量增加的程度往往超过组织代谢增加的需要量,以致部分动力被浪费。由于心脏负荷长期过重,加上甲状腺激素使心肌耗氧量增加,心肌缺血、变性,则可导致心律失常、心功能不全。反之,甲状腺激素不足、甲状腺功能低下时则见心率缓慢,心搏出量减少,外周血管收缩,脉压变小,皮肤、脑、肾血流量降低。

(4)对血液系统的影响:甲状腺激素缺乏时,骨髓组织氧化减慢,造血功能障碍;机体氧化减慢使肾产生红细胞生成素减少;女性甲状腺功能减退症患者因月经过多和营养摄入不足等因素,使患者表现为缺铁性贫血。

(5)对呼吸系统的影响:甲状腺激素严重缺乏时,呼吸功能不足,呼吸中枢对低氧和高碳酸血症兴奋性减低,发生睡眠呼吸暂停,严重时会导致呼吸停止。

(6)对消化系统的影响:甲状腺激素有明显促进代谢的作用。甲状腺激素能使胃肠排空增快、小肠转化时间缩短、蠕动增加。甲状腺功能亢进症患者食欲旺盛,食量明显超过常人,但仍感饥饿,且有明显的消瘦;排便次数增加且呈糊状,并含有不消化食物。由于甲状腺激素对肝脏的直接毒性作用,使肝细胞相对缺氧而变性、坏死,因而可见肝大及肝功能损害,转氨酶增高,甚至肝硬化、黄疸。而当甲状腺激素不足、甲状腺功能低下时,患者非但无食欲亢进的表现,反见食欲下降,因肠蠕动减弱常见胀气和便秘。

(7)对水、电解质代谢的影响:甲状腺激素具有利尿作用,无论对正常人还是黏液性水肿的患者均很明显,在利尿的同时,促进电解质的排泄。超生理剂量的甲状腺激素能促进蛋白质分解,使尿中钾的排出多于钠,加之大量的钾转入细胞内,所以甲亢时常因钾的丢失过多而见低钾血症。甲状腺激素不足时,毛细血管通透性增加,水、钠及黏蛋白潴留于皮下组织,则可形成黏液性水肿。甲状腺激素对破骨细胞和成骨细胞均有兴奋作用,使骨骼更新率加快,过多的甲状腺激素可引起钙磷代谢紊乱,引起骨质脱钙、骨质疏松,甚至发生纤维囊性骨炎。

(8)对糖、脂肪和蛋白质代谢的影响

①对糖代谢的作用:使糖代谢速率加快。糖的吸收、利用,糖原(机体对多余糖的储备形式)的合成与分解均加速,肝将其他物质转化为糖的作用也增强。

②对脂代谢的作用:对脂类物质的合成、转运、降解均有影响,总体上对降解(分解)的作用大于合成,所以可以见到甲状腺功能亢进症(简称甲亢)患者体重减轻(体内脂肪储备耗竭),血三酰甘油、胆固醇等脂类水平降低。

③对蛋白质代谢的作用:正常生理情况下,甲状腺激素使肌肉、肝、肾等的蛋白质合成增加;甲状腺激素过多时则加速蛋白质分解,导致机体蛋白质丢失,这可以解释甲状腺功

能亢进症患者的肌肉减少。综上所述,甲状腺激素对糖、脂类、蛋白质的代谢有双向作用,小量的甲状腺激素促进其吸收与合成,大量的甲状腺激素则主要促进降解。这可以解释甲状腺功能亢进症患者由于糖、脂类、蛋白质的分解代谢增强,出现食欲亢进、多食易饥,却又消瘦的症状。

(9)对维生素代谢的影响:甲状腺激素是多种维生素代谢和多种酶合成所必需的激素,故其过多或过少均能影响维生素的代谢。甲状腺功能亢进时代谢增强,机体对维生素的需要量增加,维生素 B_1、维生素 B_2、维生素 C、维生素 A、维生素 D、维生素 E 等在组织中含量减少,将维生素转化为辅酶的能力也降低。甲状腺激素不足时,胡萝卜素转变为维生素 A 受阻,表现为高胡萝卜血症和维生素 A 缺乏。

(10)对其他内分泌腺的影响

①性腺:甲状腺激素对维持正常的性腺功能及生殖功能是十分重要的。当出现甲状腺功能亢进时,T_3、T_4 会增多,可抑制雌激素的分泌,女性出现月经周期不规则,月经稀少或闭经。男性出现乳房增生、阳痿、生育能力减低。甲状腺功能减退时,可致性腺发育及功能障碍,女性可见月经紊乱,早期月经过多、晚期月经过少,甚至闭经,生育能力降低,一旦受孕也易流产。男性患者则见睾丸、阴茎等发育不全,性欲低下,精子生成障碍。

②肾上腺皮质:甲状腺激素对肾上腺皮质功能有刺激作用,可使肾上腺增生;切除甲状腺可使肾上腺萎缩。甲状腺激素过多时,全身代谢亢进,皮质醇降解加速,使尿 17-羟皮质醇排出量增加,而甲状腺激素过低时则合成减少。久患甲状腺功能亢进症患者,持久地增加机体对皮质激素的需要,

造成肾上腺皮质储备功能不足,可使肾上腺皮质组织萎缩、功能减退乃至衰竭,而成为诱发甲状腺功能亢进症危象的原因之一。采用皮质激素做替代治疗并提高机体对应激的反应能力,通过皮质激素抑制甲状腺激素分泌,并抑制 T_4 转化成 T_3 的作用,可使甲状腺功能亢进症危象得到缓解。

③肾上腺髓质:生理剂量的甲状腺激素能刺激肾上腺髓质的分泌,并能增强儿茶酚胺的外周效应。超生理剂量的甲状腺激素,可使肾上腺髓质和神经末梢分泌儿茶酚胺减少,甲状腺激素不足导致甲状腺功能减退时,则儿茶酚胺分泌量增加。

④胰岛:甲状腺激素对维持胰岛的正常功能有一定作用。切除甲状腺可使葡萄糖引起的胰岛素分泌降低,生理剂量的甲状腺激素可使其恢复正常反应。甲状腺激素能刺激胰岛细胞增生,使其腺体肥大,胰岛素分泌增加、降解加速,对糖和脂肪的利用两者具有协同作用。甲状腺功能亢进时,由于超生理量甲状腺激素的刺激,可使胰岛素功能受到不同程度的损害,使胰岛素功能减低、胰岛素分泌减少而降解加强,因而诱发或加重糖尿病。甲状腺激素分泌不足出现甲状腺功能减退时,胰岛素的分泌和降解均减少,加上机体对胰岛素的需要量减少,对胰岛素的敏感性升高,因而可使糖尿病症状减轻。

5 甲状腺激素过多或过少对身体有哪些危害?

尽管甲状腺激素在生长、发育和代谢等方面起着非常重要的作用,但身体内的激素有这样一个特点:那就是不能太多也不能太少,一旦体内甲状腺激素过多,使代谢加快,就会出现焦躁不安、心慌手抖、怕热多汗、易饥多食、体重下降等现象。因为过多的甲状腺激素导致甲状腺功能的增高,使得机体各个系统兴奋性增高,全身处于代谢亢进的状态。

(1)脑神经系统:表现为紧张多虑,烦躁易怒,易被激惹。

(2)心血管系统:表现为心跳加速、心律失常、房性或室性期前收缩(早搏)、血压增高,严重时因甲状腺功能亢进症性心脏病而出现胸闷气短、呼吸费力、双下肢水肿等心力衰竭症状。

(3)消化系统:表现为食欲亢进、容易饥饿、排便次数增加,甚至顽固性腹泻,严重时导致转氨酶升高或黄疸。

(4)肌肉骨骼系统:表现为肌肉无力或者肌肉萎缩,肌肉颤动。

(5)生殖系统:表现为女性月经稀少和闭经、不容易妊娠,男性则可能会出现性功能下降。

当然,对个体而言,同样是甲状腺激素过多,但表现出来的症状却有很大的差别。

甲状腺激素过少对健康的影响正好与甲状腺激素过多的影响相反。甲状腺激素过少时人体的代谢会减慢、消耗减少,结果是体重增加、怕冷、反应迟钝、记忆力减退、全身乏力等低代谢症候群。有时还可出现厌食、腹胀、便秘;女性患者出现月经紊乱、月经过多或闭经、不孕等表现。病情严重或者持续时间过久,还可影响心脏,出现心包积液、心肌收缩力下降,患者常表现为呼吸费力、胸闷等不适,尤其是在运动后较为明显。少数病情极危重者,还可出现低体温(<35℃)、心动过缓、血压下降、四肢肌肉松弛,甚至昏迷、休克,医学上常称之为"黏液性水肿昏迷"。儿童及婴幼儿则会影响智力

发育及身高。

6 人体是如何调节甲状腺激素分泌的？

甲状腺激素的合成和分泌主要受下丘脑-腺垂体-甲状腺轴的调节，此外，甲状腺还存在一定程度的自身调节能力，并受自主神经活动的影响。

（1）下丘脑-腺垂体-甲状腺功能轴：下丘脑是间脑的一个小区，它合成、分泌 TRH（促甲状腺激素释放激素），TRH 通过垂体门静脉系统到达垂体前叶（腺垂体）的特定细胞，这些特定细胞能感知 TRH 信号并产生 TSH（促甲状腺激素），促使 TSH 的合成和释放。垂体位于丘脑下部的腹侧，为一卵圆形小体。腺垂体的一些细胞可以产生 TSH，TSH 相当于一种信号，通过血液循环到达甲状腺组织，甲状腺的滤泡上皮细胞感知 TSH 信号后生产甲状腺激素的能力大大增强，产生的甲状腺激素增多。甲状腺产生的甲状腺激素通过血液循环到达腺垂体抑制 TSH 的分泌，到达下丘脑抑制 TRH 的分泌，这种作用称为甲状腺激素的负反馈调节作用。通过这种负反馈调节机制，体内的甲状腺激素可以维持在满足身体需要的合适水平，既不过多，也无不足。

（2）自身调节：甲状腺功能的自身调节，是一种缓慢的调节机制，它是指在没有神经和体液因素影响的情况下，甲状腺自身可根据血中碘的含量来调节甲状腺素的分泌。血碘浓度增高时，甲状腺摄取和浓缩碘的能力下降，而血碘含量降低时，甲状腺的摄碘能力又会增加，从而使甲状腺合成的激素量保持在一定的范围内。

（3）交感神经的作用：交感神经兴奋时，甲状腺激素合成会增加,副交感神经兴奋时甲状腺激素合成受到抑制。

 7 **甲状腺功能学检查有哪些?**

(1)基础代谢率测定:通过测定机体在基础状态下的氧耗量,间接了解甲状腺激素的功能,此方法影响因素多,特异性低,目前已被弃用。

(2)甲状腺摄碘-131 率:利用甲状腺有浓集碘的功能,让患者服用一定放射活性的放射性碘,在不同时间测定甲状腺区域的放射活性,通过了解甲状腺吸碘的能力来了解甲状腺的功能。此方法受药物、食物中碘的影响较大,目前已被敏感、特异的甲状腺激素测定法代替,但有时它仍然不失为甲状腺功能检查的一个有效的方法。

(3)甲状腺激素测定:免疫放射方法使甲状腺激素测定变得十分容易,目前全国范围内都能用免疫放射法测定甲状腺激素的水平,给临床医师提供了判断甲状腺功能的有力工具。目前超敏感的 TSH 测定和游离甲状腺激素的测定给我们对甲状腺功能判断提供了更为精确的方法。

(4)甲状腺自身抗体测定:甲状腺自身抗体包括甲状腺球蛋白抗体(TgAb)、甲状腺过氧化物酶抗体(TPOAb)、甲状腺激素抗体和促甲状腺激素受体抗体(TRAb)。TgAb 和 TPOAb 主要用于慢性淋巴细胞性甲状腺炎(慢甲炎)的诊断;甲状腺激素自身抗体影响甲状腺激素测定值,在临床上不常遇到,不作为常规测定;促甲状腺激素受体抗体主要用于甲状腺功能亢进症病因学诊断及停药后甲状腺功能亢进症是否容易复发的判断,不作为常规测定。

(5)甲状腺球蛋白(Tg)和甲状腺素结合球蛋白(TBG)

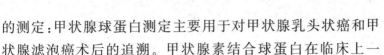

的测定:甲状腺球蛋白测定主要用于对甲状腺乳头状癌和甲状腺滤泡癌术后的追溯。甲状腺素结合球蛋白在临床上一般不作为常规测定。

（6）甲状腺动态功能检查:包括干燥甲状腺片抑制试验、T_3抑制试验和 TRH 兴奋试验,这些试验的原理都是根据下丘脑-垂体-甲状腺轴之间的反馈关系,3 个试验的临床意义都是相同的,它们之间有较大的交叉,一般只需选择其中的一个试验,超敏感的 TSH 测定完全可以代替以上 3 个试验。

（7）过氯酸钾排泌试验:了解甲状腺内碘的有机化是否有障碍,对先天性甲状腺过氧化物酶障碍有诊断意义,对慢甲炎诊断有辅助意义。

 8   甲状腺形态学检查有哪些？

（1）甲状腺核素显像:甲状腺有浓集碘和锝的功能,让患者服用放射性的碘或锝,借助核素显像检测探头,在体外获得放射性示踪剂在甲状腺内摄取的分布图,形象地显示了甲状腺各部位组织的摄取碘或锝的功能。根据图像放射强度不同,和正常组织的放射强度相比,将其分为"热结节"和"冷结节"两种。对了解甲状腺的位置、形状、结节的大小和功能有帮助。

（2）甲状腺 γ 照相:甲状腺 γ 照相的基本原理和甲状腺核素显像相同,它是一种三维立体扫描图像,判断甲状腺肿块比甲状腺核素扫描（二维平面图像）更为精确,同时它能显示甲状腺各部位的血流大小。

（3）甲状腺超声波检查、γ 甲状腺 B 型超声检查:由于对软组织的分辨力高,远远优于 X 线片、CT 或 MRI。由于其具有重复性好、无创伤性等特点使其在临床上应用越来越广。甲状腺 B 超敏感性高,可以分辨出 2 毫米的病变;但它的特异性低,不能有效地区分良性和恶性病变。

(4)甲状腺 CT 和 MRI 检查:CT 和 MRI 的出现为临床发现肿瘤提供了十分有力的工具,同样 CT 和 MRI 对甲状腺肿瘤的定位也有重要的意义,但缺乏特征性的改变。由于价格昂贵,检查不方便,对甲状腺肿瘤不是一个理想的检查方法。由于 CT 和 MRI 可以显示肿瘤和周围组织的关系,为手术操作者提供了有益的解剖关系。

(5)甲状腺细针穿吸细胞学检查:细针穿刺细胞学检查应用于甲状腺疾病已有 20 多年了,临床上积累了大量经验,研究资料表明,甲状腺细针穿吸对甲状腺肿瘤良、恶性的鉴别是比较理想的,同时对慢甲炎的诊断也是十分有益的。

 9 甲状腺疾病可分哪几类?

甲状腺疾病可分为两大类,一类为功能异常,一类为形态异常。

(1)甲状腺功能异常

①甲状腺功能亢进症(甲亢):包括弥漫性毒性甲状腺肿(Graves 病),毒性功能自主性腺瘤(Plummer 病),亚急性甲状腺炎合并甲状腺功能亢进症,无痛性甲状腺炎合并甲状腺功能亢进症,高碘致甲状腺功能亢进症,药物性甲状腺功能亢进症,TSH 分泌瘤致甲状腺功能亢进症,滋养层肿瘤致甲状腺功能亢进症,卵巢甲状腺肿致甲状腺功能亢进症。

②甲状腺功能减退症(甲减)包括先天性甲状腺功能减退症,异位甲状腺致甲状腺功能减退症,慢甲炎致甲状腺功

能减退症,亚甲炎致甲状腺功能减退症,碘缺乏致甲状腺功能减退症,抗甲状腺药致甲状腺功能减退症,放射性碘治疗致甲状腺功能减退症,外科手术致甲状腺功能减退症,垂体性甲状腺功能减退症,慢性侵袭性纤维性甲状腺炎致甲状腺功能减退症。

(2)甲状腺形态学异常

①甲状腺肿包括弥漫性甲状腺肿,结节性甲状腺肿,碘缺乏性甲状腺肿。

②甲状腺炎包括急性甲状腺炎,亚急性甲状腺炎,慢性甲状腺炎,产后甲状腺炎,无痛性甲状腺炎,慢性侵袭性纤维性甲状腺炎。

③甲状腺肿瘤包括甲状腺囊肿,甲状腺腺瘤(包括滤泡型腺瘤和乳头状腺瘤,其中前者又可分为单纯性腺瘤、胶性腺瘤、胎儿性腺瘤、胚胎性腺瘤、嗜酸细胞腺瘤、不典型腺瘤、毒性腺瘤)。

④甲状腺癌包括甲状腺乳头状癌,甲状腺滤泡状癌,甲状腺髓样癌,甲状腺未分化癌,甲状腺恶性淋巴瘤,甲状腺转移癌。

10 哪些因素可能诱发甲状腺疾病?

甲状腺疾病是仅次于糖尿病的第二大内分泌疾病,目前全球患者数已超过 3 亿,且逐年增加。为什么有那么多人患有甲状腺疾病,并且发病率呈上升趋势呢?目前明确的诱发因素如下。

(1)遗传:自身免疫性甲状腺疾病,如甲亢、桥本甲状腺炎,常有明显的家族聚集现象,甲状腺乳头状癌、甲状腺髓样癌也与遗传有关。

（2）感染：感染在自身免疫性甲状腺疾病的发病中占有重要的地位。多种病原微生物感染均可诱发自身免疫性甲状腺疾病发生。

（3）碘：碘摄入量异常是甲状腺疾病的重要危险因素，碘摄入不足或过多均可导致甲状腺疾病患病率的增加。

（4）吸烟：吸烟能增加自身免疫性甲状腺疾病发生的危险性，同时也能增加毒性弥漫性甲状腺肿（Graves）眼病发生的危险性，并且吸烟者突眼表现更为严重。吸烟还可使桥本甲状腺炎患者甲状腺功能减退症的发生率增加。孕妇吸烟或被动吸烟会影响胎儿甲状腺发育。

（5）心理：社会-心理因素及个性特征。如毒性弥漫性甲状腺肿（Graves）眼病是一种常见的器官特异性自身免疫性疾病，也被认为是心身疾病之一，持续性焦虑和突然惊吓可加重自身免疫诱发甲亢。而甲亢大多具有焦虑、焦躁、抑郁。因此，部分甲亢患者可能存在一些较为特殊的人格特征，而且与疾病的发生、发展及转归有一定的关系。

（6）妊娠分娩：女性妊娠分娩影响甲状腺自身免疫反应的程度。在孕期，孕妇的免疫活性处于被抑制状态，分娩后免疫活性恢复甚至超过正常水平，容易使原来潜伏的自身免疫性甲状腺疾病复发。

11 **什么是自身免疫性疾病，甲状腺疾病与自身免疫有关吗？**

人体拥有一支强大的免疫"部队"，这支"部队"对外来物（非自身组成成分的物质、异己成分）如细菌、病毒、真菌、寄生虫等病原(微)生物存在排斥、攻击现象,这就是免疫现象(即自己排斥非己)。同时,这支"部队"又很聪明,能认识身体自身的成分,所以不会出现"自家人打自家人"的情况,这是免疫耐受(即自己耐受自己)。在一些特殊情况下,如身体在感染某些病原体后或是这支"部队"存在先天的缺陷,或是这支"部队"的训练出了问题等,体内的免疫"部队"不再认识"自家人"了,错把"自家人"当"没见过的敌人",对"自家人"进行免疫攻击,这就叫作自身免疫,可能造成自身免疫性疾病,这种疾病以血中产生针对机体自身成分的抗体(自身抗体)为特征。Graves 病就是身体产生针对甲状腺的自身免疫反应而产生的一种疾病。自身免疫性疾病是人类所有疾病中的一大类疾病,其他的自身免疫性疾病还有系统性红斑狼疮、类风湿关节炎、重症肌无力等。

人体的内分泌器官如果发生自身免疫应答也可以导致疾病发生。甲状腺是人体重要的内分泌器官,它受到自身免疫的影响可以出现一些自身免疫性疾病。常见的自身免疫性甲状腺疾病有 Graves 病、桥本甲状腺炎和特发性甲状腺功能减退等。此外,无痛性甲状腺炎、与妊娠有关的甲状腺疾病(比如产后甲状腺炎)均与发生在甲状腺的免疫反应有关。这些甲状腺疾病与免疫的关系非常密切,一些自身免疫性甲状腺疾病可以同时发生或相互转化。患自身免疫性甲状腺疾病的患者可以同时或先后发生其他自身免疫性疾病,如重症肌无力、1 型糖尿病、恶性贫血、萎缩性胃炎等。

12 甲状腺疾病会遗传吗?

甲状腺疾病包括 Graves 病、桥本甲状腺炎和特发性甲状腺功能减退等。遗传因素在甲状腺疾病的发生中起一定的作用,患者的家庭成员中出现此类疾病的可能性明显高于一般人群。以 Graves 病为例,本病在一般人群中的发病率为 0.5％;同卵双胞胎(相貌一模一样的双胞胎,从上一代遗传下来的基因是一样的)本病的患病率高达 30％～60％;异卵双胞胎(相貌不同的双胞胎)患病率为 3％～9％。总体来说,遗传因素占易发生自身免疫性甲状腺疾病因素的 30％。比较肯定的是甲状腺疾病的易感相关基因是人类白细胞抗原基因位点的某些等位基因型。

无痛性甲状腺炎和产后甲状腺炎的发生也有遗传因素的作用。

另外,遗传因素在一些单纯性甲状腺肿的发病中起作用。

一些甲状腺癌的发生也与遗传因素有关,如甲状腺髓样癌中 20％～30％为显性遗传。

13 在妊娠期孕妇哪些情况需定期监测甲状腺激素水平?

孕妇的甲状腺激素与宝宝的智力发育密切相关,孕妇体内正常的甲状腺激素水平对胚胎的神经系统发育起着十分重要的作用。甲状腺激素水平异常,特别是甲状腺激素水平低下,可以显著影响后代的智力发育。由于孕妇在妊娠的不同时期,自身对甲状腺激素的需求量不一样。因此,如果患有甲状腺疾病史,那么,在整个妊娠期需要定期监测甲状腺激素水平。

(1)对于临床甲状腺功能减退症孕妇:血清促甲状腺素

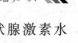

(TSH)高于妊娠期参考值的上限,血清游离甲状腺激素水平低于妊娠期参考值下限,应在妊娠1~20周,每4周做1次甲状腺功能的监测。在妊娠26~32周,应当检测1次血清甲状腺功能指标。

(2)对于亚临床甲状腺功能减退症孕妇:血清促甲状腺素(TSH)高于妊娠期参考值的上限,而血清FT_4在妊娠期参考值范围之内,也应定期监测甲状腺激素。

(3)如果TSH、FT_4查出来都是正常的:但化验发现甲状腺自身抗体(TPOAb)阳性,应在妊娠前1~20周,每4~6周检测1次血促甲状腺素,在妊娠26~32周,应检测1次甲状腺功能。如果发现促甲状腺素升高超过了妊娠特异的参考值范围,则必须服药治疗。

(4)如果是甲状腺功能亢进症孕妇:应定期检测甲状腺激素。应用抗甲状腺药物治疗的孕妇,游离甲状腺素和促甲状腺素应当每2~6周检测1次。

14　如何看甲状腺功能报告单?

如果医师怀疑患者的甲状腺功能有问题,会让患者抽血进行甲状腺功能的检查,这项检查实际是检测血液中甲状腺素(T_4)和三碘甲状腺原氨酸(T_3)这两种甲状腺激素的水平,从而了解甲状腺的功能(甲状腺功能可以理解为甲状腺合成、分泌甲状腺激素的能力)。甲状腺功能正常则甲状腺激素(T_3、T_4)在正常范围,甲状腺功能亢进症或甲状腺毒症时甲状腺激素(T_3、T_4)水平升高,甲状腺功能减退时甲状腺激素(T_3、T_4)水平低于正常参考范围。另外,因为腺垂体分泌的促甲状腺激素(TSH)对甲状腺产生甲状腺激素发挥重要的调节作用(促进作用),所以甲状腺功能的检查还包括 TSH 的测定。

(1)血清总 T_3(TT_3)测定:正常值 1.23～3.39 纳摩/升。增高见于甲状腺功能亢进症、妊娠、急性肝炎;减低见于甲状腺功能减退症、长期营养不良、禁食或患某些全身性疾病。分析 TT_3 时须注意:①血清 TT_3 小于 TT_4,但生理作用 T_3 大于 T_4 数倍;②T_4 必须通过转换成 T_3 而发挥作用;③T_3 对甲状腺功能亢进症诊断的敏感性优于 T_4。

(2)血清总 T_4(TT_4)测定:正常值 71.5～115.7 纳摩/升。增高见于甲状腺功能亢进症、妊娠及使用雌激素、避孕药、右旋甲状腺素、甲状腺浸剂及促甲状腺素(TSH)时;减低见于甲状腺功能减退症、低蛋白血症及使用苯妥英钠、三碘甲状腺素、促肾上腺皮质激素(ACTH)、可的松等药物时。分析 TT_4 时须注意:①测定 T_4 和 TSH 是诊断新生儿先天性甲状腺功能减退症的唯一方法,优于蛋白结合碘(PBI)、碘-131(^{131}I),但也受结合球蛋白的影响;②甲状腺功能减退症时 TT_4 减低比 T_3 明显,但对轻型甲状腺功能亢进症和早期甲状腺功能亢进症则不如 T_3 灵敏,因而 T_3、T_4 要结合起来同时测定。

(3)血清 $3,3',5'$-三碘甲状腺原氨酸(rT_3,又称反 T_3)测定:正常值 0.2～0.8 纳摩/升。主要用于估计甲状腺功能状况,研究甲状腺激素代谢及探讨药物的治疗机制。诊断甲状腺功能亢进症较 T_3、T_4 灵敏,诊断甲状腺功能减退症亦优于 T_3、T_4、TSH。在使用甲状腺激素治疗时,若 rT_3、T_3 正常,表示药量使用得当;若 rT_3、T_3 明显升高,而 T_4 正常或偏高,则提示药量使用过大。

（4）血清 FT_3 和 FT_4（游离 T_3、游离 T_4）测定：正常值 FT_3 6.0～11.4 皮摩/升，FT_4 32.5±6.5 皮摩/升。这是目前最好的甲状腺功能试验，能较准确地反映甲状腺功能。甲状腺功能亢进症时 FT_3、FT_4 均升高，比 TT_3、TT_4 灵敏，甲状腺功能减退症时 FT_4 下降。

（5）血清促甲状腺激素（TSH）：正常值 0.35～4.95 毫单位/升，甲状腺激素和 TSH 联合检测，可以判定甲状腺功能紊乱的原因。甲状腺激素升高伴 TSH 降低，多为甲状腺本身疾病引起的原发性甲状腺功能亢进症，如弥漫性甲状腺腺肿、甲状腺腺瘤等。甲状腺激素升高伴 TSH 升高，多为下丘脑-垂体功能紊乱引起的继发性甲状腺功能亢进症，如垂体肿瘤。甲状腺激素降低伴 TSH 升高，多为原发于甲状腺的功能减退，如慢性甲状腺炎或甲状腺功能亢进症治疗过度等。甲状腺激素降低伴 TSH 降低，多为下丘脑-垂体功能受损引起的继发性甲状腺功能减退症。

需要注意，甲状腺疾病的诊断和甲状腺功能的判定还需要医师根据患者的临床表现，结合其他必要的检查，了解甲状腺相关激素异常的具体数值，有时需重复多次进行甲状腺功能检测，综合分析才能下结论，患者阅读甲状腺功能报告单的目的是为了更好地了解病情，从而配合诊疗，切不可仅靠自己阅读报告单，凭以上简要介绍就盲目自行决定诊疗。

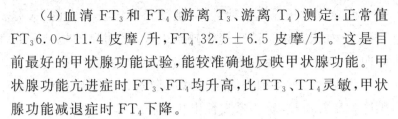

15 碘与甲状腺疾病有什么关系？

碘是合成甲状腺激素的原料，机体因缺碘而导致机体一系列障碍被统称为碘缺乏病。碘缺乏会使甲状腺激素合成受阻而导致甲状腺代偿性肿大，也就是传统意义上的"大脖子病"。如果是由自然环境中缺碘引起，呈明显的地域分布倾向，表现为同一个地方很多人出现相同的病症，称为地方性甲状腺肿。如果因先天性甲状腺激素合成障碍或致甲状腺肿物质等所致，称为散发性甲状腺肿。其中地方性克汀病是由于胎儿期或儿童期体内甲状腺激素不足，造成大脑和中枢神经系统发育障碍的结果。妊娠妇女缺碘不仅严重影响妇女的身心健康，还会危及胎儿，从而导致流产、早产、死产、先天畸形，其最主要的危害是影响胎儿的脑发育，造成碘缺乏地区下一代体格发育障碍和智能损害。

充足碘营养对妊娠期母体和胎儿都是极其重要的。妊娠期间母体血容量增加 $1/5\sim1/4$，一方面造成甲状腺激素的稀释，需要更多的甲状腺激素，而增加碘原材料的需求；同时血容量的增加和其他因素导致肾小球滤过功能增强，碘排泄增加，要求摄入增加。血清中无机碘浓度下降，医学称为碘饥饿。妊娠期间母体内的碘可以透过胎盘进入胎儿，为胎儿提供必需的碘。当母体处于碘饥饿时，如果母体不补充足够所需碘，母亲和胎儿将缺碘，都可能发生甲状腺肿大，尤其在缺碘地区，将对母亲和胎儿造成严重后果，因此，妊娠期间要注意碘的补充。

国际上对碘摄入量的推荐标准为：0—6 岁的婴幼儿为每天 90 微克，6—12 岁的儿童为每天 100 微克，大于 12 岁的人为每天 150 微克，妊娠期或哺乳期的妇女的摄入量为每天 200 微克。对碘缺乏引起的甲状腺肿的主要治疗和有效的预防方法是食用加碘盐。一般采取在食盐中按 1：（10 000～100 000）比例加碘，我国在 20 世纪 70 年代规定以 1:(20 000～50 000)的比例,考虑到碘盐在加工和保存时的碘丢失,近年来卫生部将加碘盐浓度规定为 1:20 000,同时要注意添加稳定剂及存放条件。目前加碘盐中所采用的碘盐有两种,即碘化钾和碘酸钾,由于碘化钾在日光、高温下容易氧化或挥发而使碘丢失,因此我国在1989 年后改为加用碘酸钾。我们每天摄入的食盐量为6～20 克,平均为 10 克比较合理,如以 1:20 000 比例加碘盐计算,每千克食盐加碘酸钾 50 毫克,即 30 毫克碘,则 10 克食盐中含碘 300 微克碘,即使在加工、储存、烹调时丢失50%,每天也有 150 微克碘入量,保证了碘的入量。我国自从实行全民食用加碘盐后,新生儿的死亡率、死胎率和孕妇流产率都大大降低,甲状腺肿的患病率也大大下降,没有新生儿克汀病发生,出生后儿童的智商水平大大提高。

正常情况下,甲状腺对饮食中碘的利用有一定的自我调节作用,长期食用加碘盐或含碘高的食物不至于导致甲状腺激素过多。但是,如果长期服用含活性碘的药物(如抗心律失常药胺碘酮等)则会导致甲状腺合成过多的激素,出现甲状腺功能亢进症。近年研究发现,随着人体碘摄入量的增加,甲状腺疾病的发病率呈现逐渐增高的趋势。目前,已明确碘摄入量的增加会导致自身免疫甲状腺病和乳头状甲状腺癌的发病率的增加。因此,各种甲状腺疾病包括自身免疫性甲状腺疾病引起的甲状腺功能减退、甲状腺功能亢进、甲状腺结节、甲状腺肿瘤等,摄入过多的碘都会使本身存在的甲状腺疾病病情加重。有上述甲状腺基础疾病的患者在平时的饮食中应注意控制碘的含量,尽量避免食用含碘高的食物。含碘高的食物主要是来自海藻类与贝壳类食物,如紫菜、海带、发菜、海蜇、海参、苔菜,各种贝壳、虾皮等。一般水果和蔬菜中含碘量较少。

二、甲状腺肿

1 什么是甲状腺肿?

甲状腺肿是指良性甲状腺上皮细胞增生形成的甲状腺肿大。单纯性甲状腺肿也称为非毒性甲状腺肿,是指非炎症和非肿瘤原因,不伴有临床甲状腺功能异常的甲状腺肿。本病散发,女性发病率是男性的 3～5 倍。如果一个地区儿童中单纯性甲状腺肿的患病率超过 10%,称之为地方性甲状腺肿。其余均为散发性甲状腺肿,后者更为常见。严重者可发生甲状腺功能减退症。甲状腺肿的患病率在不同地区可有明显差异,碘缺乏和碘过量均可使甲状腺肿的发病率增加。碘缺乏社区结节型甲状腺肿高发,弥漫型甲状腺肿是碘过量社区甲状腺肿发生的主要形式。

2 甲状腺肿有哪几种分类方法?

甲状腺肿有不同的分类方法。

(1)1978 年全国"地方性甲状腺肿防治工作标准"提出甲状腺肿分为五度,见下表。

分类	表现
0 度	甲状腺正常,摸不到、看不到。增大:头部保持正常位置时,甲状腺容易摸到,大小相当于受检者拇指末节,特点是"摸得着"
Ⅰ度	头部保持正常位置时,甲状腺容易被看到,大小由超过受检者拇指末节到相当于 1/3 个拳头,特点是"看得见",如果甲状腺大小属正常但摸到了结节,也属Ⅰ度
Ⅱ度	由于甲状腺肿大,脖根明显变粗,由大于受检者 1/3 个拳头大到相当于 2/3 个拳头,特点是"脖根粗"
Ⅲ度	颈部失去正常形态,甲状腺由大于受检者 2/3 个拳头到相当于一个拳头,特点是"颈变形"
Ⅳ度	甲状腺大于一个拳头,多伴有结节

(2)1993 年,世界卫生组织、联合国儿童基金会和国际控制碘缺乏病理事会建议对甲状腺肿分度简化,一方面有利于大范围流行病学调查,另一方面便于基层医务人员掌握,提出将甲状腺肿大分为三度,见下表。

分类	表现
0 度	没有任何可触及的或可见的甲状腺肿,即看不见,摸不着
Ⅰ度	当颈部处于正常位置,可触及肿大的甲状腺但肉眼看不到。当患者做吞咽动作时,肿块可以在颈部上下移动,也属Ⅰ度,其特点是"摸得着"
Ⅱ度	当颈部处于正常位置时,颈部可见明显肿大,触诊时同时可发现肿大的甲状腺,其特点是"看得见"

3　什么原因会引起甲状腺肿？

（1）先天性遗传性甲状腺激素合成缺陷：包括甲状腺内的碘转运障碍、过氧化物酶活性缺乏、碘化酪氨酸偶联障碍、异常甲状腺球蛋白形成、甲状腺球蛋白水解障碍、脱碘酶缺乏等。上述障碍导致甲状腺激素合成减少，TSH 分泌反馈性增加，导致甲状腺肿，严重者可以出现甲状腺功能减退症。最初的甲状腺肿大是弥漫性增生性甲状腺肿，最终会形成结节。一般来说，缺陷越严重，甲状腺肿大出现越早，肿大越明显，越早发生甲状腺功能减退。

（2）头颈部 X 线照射：研究表明，头颈部外照射者 20%～30%将来发展为结节性甲状腺肿，80%的儿童甲状腺癌有放射性照射史。

（3）慢性淋巴细胞性甲状腺炎：是一种器官特异性自身免疫性疾病，多发生在 40—50 岁女性，甲状腺中度肿大，质地韧如橡皮，甲状腺两侧受累，常被误认为肿瘤而被切除，测定血中的甲状腺自身抗体（TgAb，TPOAb）水平高，可以帮助诊断，细针穿刺细胞学检查也有利于诊断。慢性淋巴细胞性甲状腺炎一般不需治疗，除非患者表现甲状腺功能减退，甲状腺功能减退症发生时给予甲状腺激素替代治疗。

（4）亚急性甲状腺炎：主要发生在中青年女性，多累及一侧，表现局部肿大，以颈部疼痛为主，向颈后、下颌角或肩部放射，多伴发热、红细胞沉降率快，甲状腺激素轻度升高，但吸碘率低，表现"分离现象"有利于诊断。亚急性甲状腺炎的病因不清，多数人认为和细菌或病毒感染有关，抗生素和非甾体解热镇痛药可以缓解症状，效果不满意时，糖皮质激素常有效。

（5）甲状腺肿瘤：在甲状腺肿块鉴别诊断中具有十分重要的意义，它包括良性的甲状腺腺瘤（滤泡腺瘤、乳头状腺瘤、囊肿、异位甲状腺、畸胎瘤）和恶性的甲状腺癌（乳头状癌、滤泡癌、髓样癌和未分化癌）。

（6）碘缺乏：碘是甲状腺合成甲状腺激素的重要原料之一，碘缺乏时合成甲状腺激素不足，反馈引起垂体分泌过量的 TSH，刺激甲状腺增生肥大。甲状腺在长期 TSH 刺激下出现增生或萎缩的区域、出血、纤维化和钙化，也可出现自主性功能增高和毒性结节性甲状腺肿。地方性甲状腺肿的最常见原因是碘缺乏病。多见于环境碘缺乏地区，如山区和远离海洋地区。碘缺乏地区还被发现存在家族聚集性的甲状腺肿，通常为常染色体显性遗传病，提示遗传因素也可能影响到对碘缺乏的易感性。

（7）碘过多：大剂量的碘可以快速抑制碘有机化，但如长期不断给予补碘，正常人可以很快适应碘的这种抑制效应（分别称为急性 Wolff-Chaikoff 效应和逃逸现象）。碘致甲状腺肿是源于这种对碘有机化更为强烈的抑制作用和逃逸现象失效，导致甲状腺激素合成减少和 TSH 水平增加，碘转运加强，从而使甲状腺内碘的浓度不断增加，形成一个恶性循环。这种疾病通常表现为甲状腺肿大，伴或不伴有甲状腺功能减退。但是在少数情况下，也可以引起甲状腺功能减退，却不伴有甲状腺肿大。一般这种甲状腺质地较韧，呈弥漫性肿大，并且肿大比较明显。

（8）环境内分泌干扰物：许多化学合成的污染物，参与了甲肿性甲状腺功能减退症的形成，包括对羟基苯丙酮、橙皮碱、多氯联苯、间苯二酚衍生物、抗真菌化合物和无机阴离子（如氟化物、高氯酸盐、硝酸盐）等。它们可影响甲状腺过氧化物酶、脱碘酶活性及抑制甲状腺对碘的摄取能力，而阻断甲状腺激素合成，引起甲状腺肿。此外，钴、钼缺乏及锰、钙增多等因素也可使甲状腺肿大。

（9）药物因素：摄入一些可以阻断甲状腺激素合成或释放的药物，可以引起甲状腺肿伴或不伴有甲状腺功能减退。除了治疗甲状腺功能亢进症的药物之外，还包括一些治疗甲状腺疾病之外的药物，其可抑制甲状腺激素合成或释放，造成甲状腺肿大。锂剂通常被用来治疗双相躁狂抑郁型精神病，服用锂剂的患者可发生甲状腺肿大，伴或不伴有甲状腺功能减退。与碘相似，锂可以抑制甲状腺激素释放，高浓度时还可以抑制碘有机化。在抑制有机化过程中，碘和锂二者有协同作用，并且相当强烈。其他药物偶尔也可以引起甲肿性甲状腺功能减退者，包括对氨基水杨酸、苯基丁胺酮、氨鲁米特和乙硫异烟胺。

 4　哪些食物会引起甲状腺肿？

自然界的一些天然食物成分中含可致甲状腺肿物质，包括卷心菜、芜菁、甘蓝、大头菜、核桃、油菜、芥末及一些非人类食用而是作为动物饲料的各种植物。这些植物很可能使体内产生大量的硫氰酸，特别是卷心菜，能抑制甲状腺过氧化物酶活性，抑制甲状腺内碘的转运，加剧碘缺乏状态促进甲状腺肿发生。世界的许多地区都是以木薯作为主食，木薯中含有生氰糖苷，进入体内也可转化为硫氰酸，在地方性碘缺乏地区食用木薯可以加重甲状腺肿的形成。大豆中含有大豆异黄酮等活性成分,其中染料木素和大豆苷元是两种主要的异黄酮物质。大豆及其活性成分大豆异黄酮可抑制甲状腺过氧化物酶活性、促进甲状腺肿大,还可由于抑制Ⅱ或Ⅲ型脱碘酶活性而降低或提高血清甲状腺素水平,特别是碘缺乏时。

 5 甲状腺肿有哪些临床表现?

临床上除甲状腺肿大外,一般无明显症状。在还未发生甲状腺功能减退症时,甲状腺肿主要影响外观。当甲状腺肿变为结节性时,可因结节内出血引起急性疼痛及肿胀,类似亚急性甲状腺炎及甲状腺瘤的症状。甲状腺常呈现轻、中度肿大,表面平滑,质地较软,随着腺体肿大加重,可压迫邻近组织结构,如气管、食管还有喉返神经,可出现咳嗽、行动性气促、严重呼吸困难、吞咽困难、声音嘶哑、痉挛性咳嗽或失声等。甲状腺肿可使大血管受压,颈静脉受压多见,此时面颈部瘀血。胸骨后甲状腺肿或腺体肿大伸至胸骨后往往压迫大静脉干,可使头部、颈部和上肢静脉回流受阻,引起颜面水肿、颈静脉曲张、胸部皮肤和上臂水肿及明显的静脉曲张。当颈部交感神经受压时,出现同侧瞳孔扩大,如严重受压迫而麻痹时则眼球下陷、睑下垂、瞳孔缩小。

在严重的地方性甲状腺肿地区,可出现具有明显智力障碍的呆小病患者。其双亲通常都有甲状腺肿,并且除了早期有散发性克汀病的特点外,这种病通常还有聋哑症、痉挛状态、运动功能障碍及磁共振可见的基底神经节异常。

6 甲状腺肿应如何治疗？

目前对单纯性甲状腺肿以观察为主，一般不需要治疗，尤其是甲状腺肿轻微，没有临床症状并且甲状腺功能正常者，可随诊观察。

对甲状腺肿大明显者可以试用左甲状腺素（L-T_4），但是治疗效果不显著。L-T_4治疗中必须监测血清 TSH 水平，血清 TSH 减低或者处于正常下限时不能应用；甲状腺核素扫描证实有自主功能区域存在者，也不能应用 L-T_4治疗；给予 L-T_4时应当从小剂量开始，以避免诱发和加重冠心病。甲状腺激素通常对长期的甲状腺肿或者已明确的智力及骨骼的改变是没有作用的，但是如果已经发生甲状腺功能减退症应该给予甲状腺激素替代治疗，这点对于妊娠妇女是最重要的。

本病一般不采用手术治疗，但当发生压迫症状或疑有甲状腺癌者，或大结节与混合型合并坏死、囊性变、出血及其他退行性变者可做甲状腺切除术。B超证实甲状腺肿钙化者或甲状腺肿合并甲状腺功能亢进症者也可手术治疗。术后需长期补充甲状腺治疗，以免复发。若不适用于手术治疗者可采用放射性碘，行功能性切除，可以使肿大的甲状腺的体积缩小 30%～50%。

 7 甲状腺肿患者应多吃海带吗？

由于碘缺乏可以导致地方性甲状腺肿，碘缺乏严重时可以引起甲状腺功能减退症和克汀病，而补充碘可以预防碘缺乏引起的甲状腺肿，所以医师们常常建议甲状腺肿的患者多吃海带、紫菜等含碘量高的食品,患者和患者家属也主动将海带、紫菜作为治疗甲状腺肿的菜肴。

由于我们居住在城市,生活、饮食条件较好,平时在门诊遇到的甲状腺肿患者绝大多数并非因碘缺乏所致,而是其他原因引起的甲状腺肿,其中相当一部分甲状腺肿的原因不清楚,而且多吃海带的做法并不能取得效果。因为引起甲状腺肿的原因很多,首先要了解甲状腺肿的原因,是甲状腺功能亢进症引起的甲状腺肿还是甲状腺炎引起的甲状腺肿,或者是咽、口腔炎症导致的甲状腺肿或因碘缺乏引起的甲状腺肿。如果是甲状腺炎引起的甲状腺肿,还必须确定是急性还是亚急性或是慢性甲状腺炎引起的甲状腺肿,病因不同,治疗的原则和方法当然不同,必须针对病因进行治疗。

在地方性甲状腺肿地区,补充碘主要是预防碘缺乏所致的甲状腺肿发生,而不是治疗甲状腺肿的主要方法,因为长期甲状腺肿大必然导致部分出血、坏死、纤维化、退行性变和钙化等,补充碘剂不能使肿大的甲状腺缩小,只能进行手术切除来治疗甲状腺肿。

此外,我们知道碘缺乏可以引起甲状腺肿,而碘过多同样也可以引起甲状腺肿,这个道理似乎不容易被大多数人接受,但是无论是流行病学研究还是实验室研究都证明碘过多也可以引起甲状腺肿。这就好比我们平时摄取盐一样,摄取盐过少或摄取盐过多都对健康不利;摄取营养过少会引起各种传染病和生长发育障碍,同样营养过度也会引起肥胖、糖尿病、高血压、高血脂等疾病,专家们将营养不足和营养过度都列为营养不良。碘摄入量和其他营养物质一样应该适当,过多或过少都会引起不良影响。平时我们并没有因为摄入过多或过少的碘而发生问题,是因为我们机体的调节能力很强,摄入碘过多时,甲状腺就会降低摄碘率;相反当机体摄入碘过少时,甲状腺就会升高摄碘率,来调整维持机体甲状腺能正常工作。当甲状腺有疾病时,这种调节能力降低,当摄入碘过少或过多时,甲状腺就不能正常地工作,会发生甲状腺功能障碍。这就如同我们摄入钠盐一样,在机体心肾功能正常时,摄入钠盐过少或过多,机体能调节维持钠盐在体内的代谢;但当我们机体的心或肾功能障碍时,就不能很好地调节摄入过少或过多的钠盐,就会对机体造成不良影响。

由于甲状腺肿的一个主要原因是甲状腺激素相对不足,引起甲状腺代偿性肿大。根据这个理论,对没有禁忌证的甲状腺肿的患者,可以服用甲状腺激素制剂治疗,剂量和疗程要在医师的指导下进行。

总之,首先要了解每个人甲状腺肿的原因,根据病因进行治疗,即使找不到原因时,也不需经常多吃海带,多吃海带对某些患者可能会有害,在医师指导下口服甲状腺激素制剂可能是有益、安全的。

三、甲状腺功能亢进症

 1 **什么是甲状腺功能亢进症(甲亢)?**

　　甲状腺功能亢进症,简称甲亢,是一种十分常见的内分泌疾病。它是由于体内甲状腺激素(TH)合成或分泌过多而引起的以神经、循环、消化等系统兴奋性增高和代谢亢进为主要表现的一组疾病的总称。本病可影响全身各个系统,它也可以出现"三多一少"症状:"多"汗怕热,"多"食易饥,排粪次数增"多",体重减"少"。应注意的是,它的"三多一少"与糖尿病的"三多一少"有本质的区别。

　　患甲状腺功能亢进症时,一方面,由于甲状腺激素太高可出现心慌、怕热多汗、吃得多,但体重反而下降、疲乏无力、偶有低热,严重时可出现高热等代谢加快的症状;另一方面,由于神经兴奋性增高出现神经过敏,易于激动,烦躁多虑,失眠紧张,多言多动,有时思想不集中。但有些老年患者出现神情淡漠、寡言抑郁等神经精神系统表现。此外,还可影响心血管系统、消化系统、生殖系统等,出现心动过速、心房颤动、心力衰竭、腹泻、月经不调、闭经及不孕等;还会出现脖子增粗、眼球突出、下肢肿胀。由于病因不同、轻重不同,每个人的症状、体征也各不相同。如果发现脖子变大、突眼、心慌手抖、烦躁失眠,不明原因的排粪次数增多等症状,需考虑甲状腺功能亢进症可能,应到医院就诊,检查甲状腺功能、相关抗体及甲状腺 B 超等,以明确疾病的性质。

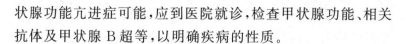

2 甲状腺功能亢进症患者有哪些症状和体征?

甲状腺功能亢进症患者由于血液中甲状腺激素水平明显升高,临床以代谢亢进、心血管和交感兴奋症状较为突出。

过多的甲状腺激素作用于全身,促使机体氧化产热反应,产生的大量热通过皮肤毛细血管扩张和出汗散发,患者可表现为怕热多汗,皮肤、手掌、面、颈、腋下皮肤红润多汗。常有低热,严重时可出现高热。

过量甲状腺激素促使全身营养物质(包括葡萄糖、脂肪和蛋白质)的分解代谢大于合成代谢,患者表现为体重明显减轻、乏力、疲劳。

甲状腺激素有增加儿茶酚胺敏感性,增加交感神经兴奋性,患者表现为神经过敏,易于激动,烦躁多虑,失眠紧张,多言多动,有时思想不集中,有时神情淡漠、寡言抑郁。

心肌细胞上 T_3 受体较多,过量甲状腺激素作用心血管系统,使窦房结兴奋性增加,心肌细胞不应期缩短,传导加快,引起心慌、窦性心动过速、憋气,心排血量增加,收缩压上升,外周血管扩张,外周阻力降低,舒张压下降,导致脉压差增大。

大量甲状腺激素作用于胃肠道,促使胃肠蠕动和吸收加快,引起纳亢、易饥善食、腹泻或排粪增多。过量甲状腺激素作用神经肌肉,使交感兴奋,患者表现手颤、兴奋激动、注意力不集中、焦虑不安、肌肉消瘦无力,个别患者可以表现为焦虑和(或)忧郁。

过量甲状腺激素作用生殖系统可引起男子乳房增生，女性月经紊乱、月经量少、不孕，引起胎儿发育不良，早产、畸形和胎儿体重过低等。

　　过量甲状腺激素作用骨骼系统引起蛋白质和钙负平衡、引起骨质稀疏、骨关节疼痛。

　　由于绝大多数甲状腺功能亢进症是甲状腺自身免疫性疾病——Graves 病引起，所以相当一部分患者伴甲状腺相关性眼病，少数伴胫前黏液性水肿。患者主诉眼部不舒，眼胀、眼疼、眼睑轻度水肿、视物模糊、复视等症状。

　　甲状腺功能亢进症患者上述症状中以基础心率（晨起卧床安静时心率）加快与体重减少较为特异，但也有些甲状腺功能亢进症患者，尤其是老年患者，表现为纳差、恶心等症状，有的以心房颤动为首发症状，经反复检查后，最后才诊断为甲状腺功能亢进症。也有以不明原因的消瘦、心脏扩大、心力衰竭等为表现，有的患者表现神志淡漠、反应迟钝、嗜睡乏力，甚至发展为甲状腺功能亢进症危象。

　　在体格检查时发现患者常有如下症状：①欠安静，多言多动，易激动、全身或双手不自主的细颤；②双眼凝视，睑裂增宽，近视时双眼聚合受限，下视时上眼睑不能随之下落而表现角膜上缘露白，严重者表现结膜充血、水肿、感染等浸润性眼病，甚至发展为角膜炎、角膜混浊、溃疡、穿孔等严重并发症；③两侧甲状腺弥漫性肿大，质地柔软，可闻及全期的血管杂音，也有相当一部分患者表现为结节性甲状腺肿大，质地韧，甲状腺区也可以听不到血管杂音；④心率快，多数为 90～120 次/分，心前区第一心音亢进，有收缩期杂音，严重者表现心律失常、心脏扩大和心力衰竭，老年甲状腺功能亢进症可表现为心房颤动;⑤收缩压升高,舒张压正常或下降,表现脉压增大;⑥皮肤多汗、黏潮,双手平伸有细速的震颤;⑦少数患者有胫前黏液性水肿和(或)杵状指。上述体征中以甲状腺肿大、心率增快与甲状腺相关性眼病较为特异,胫前黏液性水肿很少见,但很特异。甲状腺功能亢进症是器官特异性自身免疫性疾病,常合并其他自身免疫性疾病,如白癜风、脱发、1型糖尿病、重症肌无力等。

儿童甲状腺功能亢进症常以颈部肿大或消瘦为主要表现,虽然心率为 100～120 次/分,但患者没有心悸的感觉。

老年甲状腺功能亢进症常以不明原因的消瘦或心慌为主要症状,甲状腺肿大常不明显,老年甲状腺功能亢进症几乎都表现为纳差、恶心等胃肠道症状,应该引起注意。

有些甲状腺功能亢进症患者表现单项转氨酶升高,临床上容易和肝炎相混淆,前者转氨酶轻度升高,多数升高 1～2 倍,后者转氨酶升高十分明显,常超过 10 倍以上;前者不伴食欲缺乏、恶心、呕吐等症状,后者常伴胃肠道症状;前者不伴黄疸,后者多伴黄疸;前者经抗甲状腺治疗后,转氨酶下降,后者抗甲状腺治疗无效甚至加重,临床上需加注意。

3 "大脖子"就是甲状腺功能亢进症吗?

甲状腺肿大是甲状腺功能亢进症的重要标志之一。甲状腺功能亢进症的病因常由毒性弥漫性甲状腺肿所致,一般都会出现甲状腺弥漫性肿大;但肿大的程度不一,病情轻重与肿大的程度无关。当脖子出现变粗时,需要警惕甲状腺功能亢进症,但脖子变粗也不一定就是甲状腺功能亢进症,其他疾病,如单纯性甲状腺肿、桥本病、甲状腺结节等,也可引起甲状腺肿大。一旦发现脖子变粗,很有可能是甲状腺的问题,但并非就是甲状腺功能亢进症。患者应先去医院就诊,常规的检查项目有促甲状腺素(TSH)、游离 T_4(FT$_4$)、游离 T_3(FT$_3$)、甲状腺球蛋白抗体(TGAb)、甲状腺微粒体抗体(TPOAb),结合体检,甲状腺 B 超检查,必要时行甲状腺细针穿刺细胞病理学检查,一般能明确病因。

此外,也不能根据脖子肿大的程度来判断甲状腺功能亢进症病情轻重。也就是说,有人脖子未必很肿大,甲状腺功能亢进症病情却可能很严重;而脖子肿大严重,甲状腺功能亢进症病情却可能比较轻。

有些"大脖子"的甲状腺功能亢进症患者,非常介意自己外形的改变,从而想尽办法遮挡掩饰。这会加重患者的心理负担。在治疗过程中,精神压力对疗效会产生不利影响,因此,建议患者放松心情。其实,周围的人未必会关注你脖子的大小。

 4 **哪些疾病会引起甲状腺功能亢进症?**

甲状腺功能亢进症在人群里的发病率并不低,治疗起来比较麻烦,容易复发。对于甲状腺功能亢进症的病因及诱因的了解,可以帮助做好甲状腺功能亢进症的预防工作。导致甲状腺功能亢进症的原因很多,病因不同,治疗方法的选择也就不一样。能引起甲状腺功能亢进症的疾病主要如下。

(1)甲状腺性甲状腺功能亢进症:由于甲状腺本身病变引起的甲状腺功能亢进症,如①弥漫性甲状腺肿伴甲状腺功能亢进症(Graves 病);②多结节性甲状腺肿伴甲状腺功能亢进症;③毒性甲状腺腺瘤;④多发性自身免疫性内分泌综合征伴甲状腺功能亢进症;⑤甲状腺癌(滤泡性腺癌);⑥新生儿甲状腺功能亢进症;⑦碘甲状腺功能亢进症;⑧TSH受体基因突变致甲状腺功能亢进症。

(2)垂体性甲状腺功能亢进症:由于甲状腺激素的分泌受垂体内的一种促甲状腺素(TSH)调节,这种激素过高会刺激甲状腺增生并产生过多的甲状腺激素,如:①垂体TSH瘤;②选择性垂体甲状腺激素抵抗综合征。

(3)伴瘤综合征和(或)hCG相关性甲状腺功能亢进症①恶性肿瘤(肺、胃、肠、胰腺等)伴甲状腺功能亢进症(分泌TSH类似物);②hCG相关性甲状腺功能亢进症(绒毛膜癌、葡萄胎、多胎妊娠等);③卵巢甲状腺肿伴甲状腺功能亢进症。

(4)医源性甲状腺功能亢进症:与服用甲状腺激素过量有关。

(5)暂时性甲状腺功能亢进症:甲状腺本身合成的激素并没有增加,但由于炎症等原因导致甲状腺破坏使其储存的激素被提前释放,所以甲状腺功能亢进症的持续时间比较短,如①亚急性甲状腺炎:a. 亚急性肉芽肿性甲状腺炎;b. 亚急性淋巴细胞性甲状腺炎(产后、药物所致,如干扰素-α、白介素-2);c. 亚急性损伤性甲状腺炎(手术、活检);d. 亚急性放射性甲状腺炎。②慢性淋巴细胞性甲状腺炎。

5 什么是 Graves 病?

Graves 病,又称毒性弥漫性甲状腺肿,是一种伴有桥本甲状腺炎分泌增多的器官特异性自身免疫性疾病。本病有显著的遗传倾向,同胞兄妹发病危险为 11.6%,单卵孪生子发病有较高的一致率。本病在 20－40 岁年龄阶段最常见，但儿童和老年人均可发病，女性患者比男性患者多 4～6 倍。临床表现主要由循环中甲状腺激素过多引起，其症状和体征的严重程度与病史长短、激素升高的程度和患者年龄等因素相关。症状主要有易激动、烦躁失眠、心悸、乏力、怕热、多汗、消瘦、食欲亢进、排粪次数增多或腹泻、女性月经稀少。可伴发周期性瘫痪和近端肌肉进行性无力、萎缩，后者称为甲状腺功能亢进症性肌病。Graves 病有 1% 伴发重症肌无力。少数老年患者高代谢症状不典型，相反表现为乏力、心悸、厌食、抑郁、嗜睡、体重明显减少，称之为"淡漠型甲状腺功能亢进症"。

Graves 病大多数患者有程度不等的甲状腺肿大。甲状腺肿为弥漫性，质地中等（病史较久或食用含碘食物较多者可坚韧），无压痛。甲状腺上、下极可触及震颤，闻及血管杂音。也有少数病例甲状腺不肿大；结节性甲状腺肿伴甲状腺功能亢进症可触及结节性肿大的甲状腺；甲状腺自主性高功能腺瘤可扪及孤立结节。心血管系统表现有心率增快、心脏扩大、心律失常、心房颤动、脉压增大等。少数病例下肢胫骨前皮肤可见黏液性水肿。

许多患者存在眼病，即 Graves 眼病，病因与眶后组织的炎症反应有关。

胫前黏液性水肿见于少数 Graves 患者，白种人中多见。多发生在胫骨前下 1/3 部位，也见于足背、距小腿关节（踝关节）、肩部、手背或手术瘢痕处，偶见于面部，皮损大多为对称性。早期皮肤增厚、变粗，有广泛大小不等的棕红色或红褐色或暗紫色突起不平的斑块或结节，边界清楚，直径为 5～

30mm,连片时更大,皮损周围的表皮稍发亮,薄而紧张,病变表面及周围可有毳毛增生、变粗、毛囊角化;后期皮肤粗厚,如橘皮或树皮样。

6 Graves 病是怎么发生的?

Graves 病是身体产生针对甲状腺的自身免疫反应而产生的疾病。患者的血液中存在多种抗甲状腺自身成分的抗体(正常情况下,抗体是应该针对异己成分的。如注射乙型肝炎疫苗后身体的"免疫部队"产生针对乙肝病毒的抗体),如甲状腺球蛋白抗体(TGAb)、甲状腺过氧化物酶抗体(TPOAb)和促甲状腺激素受体抗体(TRAb),其中,TRAb在甲状腺功能亢进症的发病中起了关键作用。垂体产生的TSH 有促进甲状腺细胞生产甲状腺激素的作用,TSH 的这个作用是通过与甲状腺滤泡上皮细胞膜上的 TSH 受体相结合实现的,TSH 与 TSH 受体的关系就相当于钥匙与锁的关系,它们的结构存在互补性,一旦钥匙严丝合缝地插到锁孔里(即 TSH 与 TSH 受体相结合),生产制造甲状腺激素的"命令"就被执行了。Graves 病患者体内异常存在着的TRAb 就像是另一把钥匙,它的结构与 TSH 受体也有互补性,也可以插进 TSH 受体这个锁孔里。这把异常的钥匙插入锁孔后,锁孔不再受 TSH 这把钥匙的控制,只接受 TRAb这把钥匙的指令,导致甲状腺激素持续不断地过度合成,直至出现甲状腺功能亢进症。TRAb 不仅促进甲状腺功能,还刺激甲状腺生长,故引起甲状腺肿大。

7 Graves 病的诱发因素有哪些?

（1）一些病毒的感染：可能通过诱发自身免疫反应来促使 Graves 病发生。

（2）性别因素：性别因素在 Graves 病的发生中也起着作用，成年女性的发病率是男性的 4～6 倍。

（3）遗传因素：遗传因素的作用也不可忽视，同卵孪生者（如相貌一模一样的双胞胎）发病的一致率高达 30%～60%，异卵孪生者为 3%～9%。Graves 病患者子女中甲状腺异常发生率较非 Graves 病患者子女高 1 倍。患者的家族成员比其他人更容易产生针对甲状腺的自身抗体。

（4）吸烟：吸烟使发病的危险性增加 1.5～2 倍，对Graves 眼病而言则危险增加 7 倍。

（5）严重应激事件：如离婚、重要亲人去世、失恋、失业等常可诱发甲状腺功能亢进症。

（6）碘摄入量：Graves 病的发病与碘摄入有关，在高碘及低碘地区，均易发生甲状腺功能亢进症。

综上，Graves 病的诱发因素可以概括为：在某些人自身的遗传背景下容易产生甲状腺自身免疫，这部分人在感染、严重应激事件、碘环境异常等促发因素作用下容易使Graves 病发病。

8 诊断 Graves 病应满足哪些条件?

典型病例经详细询问病史，依靠临床表现即可诊断。但早期轻型、特殊类型的病例，尤其是小儿、老年或伴有其他疾病的轻型甲状腺功能亢进症或亚临床型甲状腺功能亢进症患者需进行相关检查确定诊断。在临床上,对不明原因的体重下降、低热、腹泻、手抖、心动过速、心房颤动、肌无力等均应考虑甲状腺功能亢进症的可能。

(1)功能诊断:血 FT_3、FT_4(或 TT_3、TT_4)增高及 TSH 降低(<0.1 毫单位/升)者符合甲状腺功能亢进症;仅 FT_3 或 TT_3 增高而 FT_4、TT_4 正常可考虑为 T_3 型甲状腺功能亢进症;血 TSH 降低,FT_3、FT_4 正常为亚临床型甲状腺功能亢进症。

(2)病因诊断:在确诊甲状腺功能亢进症后应进一步确定引起甲状腺功能亢进症的病因。①患者有突眼征、弥漫性甲状腺肿、血 TSAb 阳性等,可诊断为 Graves 病。②有结节者须与自主性高功能甲状腺结节、多结节性甲状腺肿伴甲状腺功能亢进症、毒性腺瘤、甲状腺癌等相鉴别。③多结节毒性甲状腺肿和毒性腺瘤患者一般无突眼,甲状腺功能亢进症症状较轻,甲状腺扫描为"热"结节,结节周围甲状腺组织的摄碘功能受抑制。④亚急性甲状腺炎伴甲状腺功能亢进症患者,甲状腺碘-131(^{131}I)摄取率明显降低。⑤碘甲状腺功能亢进者有过量碘摄入史,甲状腺碘-131 摄取率明显降低,停用碘摄入后甲状腺功能亢进症症状可逐渐改善。

9 什么是 Graves 眼病?

Graves 眼病又称为浸润性突眼、Graves 眶病、甲状腺相关眼病、内分泌性突眼等。Graves 眼病是一种自身免疫性疾病,与自身免疫性甲状腺疾病(桥本甲状腺炎、Graves 病等)密切相关。在 Graves 病患者中,男性发生 Graves 眼病较女性患者多见。Graves 眼病可发生于甲状腺功能亢进症前,也可与甲状腺功能亢进症同时发生,亦可发生于甲状腺功能亢进症出现后,还有些患者在甲状腺功能亢进症治愈后出现眼病。因为与甲状腺有关的自身免疫反应影响到了眼窝组织,所以导致眼部发生损害。包括眼睑、眼外肌、眼眶内软组织等均发生改变。①眼睑:Graves 眼病组织纤维化,提上睑肌的挛缩和瘢痕导致眼睑退缩(眼睑挛缩);②眼外肌:变得肥厚、增粗、增大,有各种炎细胞浸润(炎症细胞包围和侵入)。晚期出现萎缩和纤维化;③眼眶内软组织:眼球后的眶内脂肪和结缔组织也有大量炎细胞浸润,眶成纤维细胞合成大量黏多糖,导致眶内软组织增生和水肿,加之眼外肌肥厚,引起眶内容物体积的增加导致眼球突出。晚期,肥厚水肿的眼眶组织和肌肉可引起眼眶内压力升高,压迫视神经,导致视力下降和视野缺损。

Graves 眼病患者典型的表现有畏光、流泪、眼内异物感、眼部胀痛、复视(看东西有双影)、斜视、视物模糊、视力下降或失明等。Graves 眼病的眼部异常特征在不同患者或同一患者的双眼可以表现不一,大多数患者双眼受到累及,也有患者只有单眼受到影响,常见的眼部异常特征如下。①眼睑征,主要包括眼睑挛缩(表现为上、下眼睑之间的距离增大,与正常时比较,眼球中央黑褐色圆形部分的上方和下方露出更多的白色巩膜)、上睑迟落(表现为眨眼减少,可造成角膜干燥;眼球向下看时上眼睑不能跟随眼球向下落)和眼睑肿胀。②眼部软组织炎症的表现。眼睑肿胀、泪阜肿胀、泪腺水肿、结膜充血水肿等。③眼球突出(由医师用突眼计进行测量。眼球凸出度超过正常上限 4mm)。④眼外肌受损。表现为凝视、复视和眼球运动受限,严重者眼球固定。

眼部超声、CT 或磁共振检查可发现眼外肌增粗肿胀。⑤部分患者眼压增高。⑥眼角膜受损。因角膜过多暴露及缺乏泪膜维持可出现暴露性角膜炎，甚至形成角膜溃疡，严重者可造成穿孔。⑦视神经病变。可表现为视野缺损、视力下降或丧失等。

如有相关症状、表现，怀疑患 Graves 眼病的患者应尽早就医，请内分泌科医师及眼科医师进行诊治。

10 如何对 Graves 眼病进行评估？

（1）Graves 眼病的严重程度评估：目前广泛使用突眼度、复视和视神经损伤 3 个指标进行 Graves 眼病严重程度的评估。具体见下表。

级别	突眼度（毫米）	复视	视神经受累
轻度	19~20	间歇性发生	视神经诱发电位或其他检测异常，视力>0.9
中度	21~23	非持续性发生	视力 0.8~0.5
重度	>23	持续性发生	视力<0.5

注：①间歇性复视：在劳累或行走时发生；非持续性复视：眨眼时发生复视；持续存在的复视：阅读时发生复视。②严重（重度）的 Graves 眼病：至少 1 项重度表现或 2 项中度表现，或 1 项中度表现且有 2 项轻度表现。

（2）Graves 眼病的活动性评估：评价 Graves 眼病的活动性对选择患者的治疗方案有重要的意义。目前常用一种积分方法进行评估，以下 7 项表现各 1 分。积分达到 3 分可以判断为疾病活动，积分越多则疾病活动度越高。①自发性

（眼）球后疼痛；②眼球运动时疼痛；③眼睑红斑；④结膜充血；⑤结膜水肿；⑥泪阜肿胀；⑦眼睑水肿。

此外，在 1～3 个月突眼度增加明显、1～3 个月眼球向任何方向的活动度下降及 1～3 个月视力下降也提示疾病活动。另外，A 型超声、眼部磁共振成像、眼眶部核素扫描（如奥曲肽扫描、^{67}Ga 扫描等）等检查也有助于评估 Graves 眼病的活动性。

 11 Graves 眼病应如何治疗？

Graves 眼病的治疗要根据病情的严重程度和疾病的活动性进行。

（1）轻度 Graves 眼病：轻度 Graves 眼病的病情一般呈自限和自愈倾向，一般 12～24 个月自行停止发展，很少会发展为中度和重度 Graves 眼病，不需要强化治疗，以局部治疗和控制甲状腺功能亢进症为主。控制甲状腺功能亢进症、维持甲状腺功能正常是十分重要的，因为甲状腺功能亢进症或甲状腺功能减退症都可以促进 Graves 眼病进展。局部和对症治疗包括：①佩戴有色眼镜或墨镜以减轻畏光、羞明症状；②睡觉时应取仰卧位，抬高床头使头高足低以减轻眶周水肿；③戴遮护镜或眼罩保护角膜（伴角膜炎或角膜溃疡时）；④使用人工泪液、抗生素滴眼液或眼膏；⑤戴棱镜矫正轻度复视；⑥眼压增高者使用 β 受体拮抗药滴眼液；⑦如有吸烟，一定要戒烟（吸烟可加重 Graves 眼病）等。

（2）中度和重度的活动性 Graves 眼病：对中度和重度的活动性 Graves 眼病患者应在上述基础上进行强化治疗，强化治疗的方法有药物（包括糖皮质激素、免疫抑制药、生长抑素类药物等)和(或)眶部放射治疗。

糖皮质激素的不良反应与使用的剂量和时间有关系,通常使用的剂量越大、时间越长,不良反应越明显,一些不良反应的发生也与患者的体质有关(有些人容易出现某些不良反应,而另一些人则不是)。存在严重的精神疾病、活动期消化道溃疡或消化道出血、严重高血压、糖尿病、青光眼及感染等疾病的患者不宜使用大剂量糖皮质激素治疗。长期应用糖皮质激素可引起以下不良反应。①医源性库欣综合征。表现为向心性肥胖(腹部肥胖明显)、体重增加、皮肤菲薄、痤疮、多毛、高血压、水肿、月经紊乱、低钾血症、肌无力、糖代谢异常,可诱发糖尿病或加重原有糖尿病。②消化系统不良反应。可诱发胃、十二指肠溃疡加重,甚至引起胃出血和穿孔。③中枢神经系统不良反应。可兴奋中枢神经系统,导致失眠、妄想、行为异常等,特别是对于有精神疾病家族史或既往曾有精神疾病病史的患者要特别注意。④骨骼系统。可导致骨质疏松,严重者发生骨折,还可以导致股骨头无菌性坏死。⑤眼部并发症。可增高眼压,甚至出现青光眼。⑥免疫系统。可抑制免疫使机体抗感染能力降低,容易继发感染,曾患结核病的患者可出现结核活动。⑦急性严重肝损害。有静脉应用甲泼尼龙冲击治疗导致急性严重肝损害和死亡的报道。⑧停药反应。使用中等剂量的糖皮质激素(如泼尼松 20～30 毫克/天)1 周以上,若突然停药,可产生急性肾上腺皮质功能不全,或原有症状复发、加重。

治疗 Graves 眼病常用的免疫抑制药及不良反应如下:①环孢素不良反应有高血压、肾功能损害、肝功能异常、多毛症、齿龈增生、高钾血症、感觉异常、震颤和头痛、厌食、恶心、呕吐、增加感染风险等。②甲氨蝶呤不良反应有消化道反应（口腔炎、口腔溃疡、恶心、呕吐、腹痛、腹泻、消化道出血、食欲减退等）、肝功能损害（肝功能异常、长期口服可导致肝细胞坏死、纤维化甚至肝硬化）、肾损害，长期用药可引起肺纤维化、骨髓抑制（主要为白细胞和血小板减少、白细胞低下时可并发感染）、脱发等。③环磷酰胺，不良反应有骨髓抑制（白细胞减少较血小板减少为常见）、肝功能异常（少见中毒性肝炎）、胃肠道反应（包括食欲缺乏、恶心及呕吐等）、出血性膀胱炎（常见于较大剂量时）、脱发、口腔炎、月经紊乱、无精子或精子减少及肺纤维化等。

存在糖尿病视网膜病变或高血压视网膜病变的患者不宜采用眶部放射性治疗。

具体的治疗方法需由医师根据患者的具体病情决定。

（3）重度非活动性 Graves 眼病：对于重度非活动性 Graves 眼病患者，因眼球活动严重受限制或严重突眼引起视功能障碍（如视力下降），这种情况下，药物治疗或眼眶部放射性治疗疗效甚微甚至几乎无效，此时需要行手术治疗，如对视神经受压，引起视神经病变威胁视力的患者，可通过手术减少眼眶内容积和压力，从而达到减轻视神经受到的压迫及减少眼球突出的目的。对因为眼外肌纤维化而使眼球运动受限或眼球固定引起较严重复视的患者，可行相应的手术来减轻症状和异常表现。

 12 **Graves 眼病患者应采用哪种方法治疗甲状腺功能亢进症？**

甲状腺功能亢进症的治疗有口服抗甲状腺药物、放射性碘治疗和甲状腺手术 3 种方法。对 Graves 眼病患者的甲状腺功能亢进症做根治性治疗(包括放射性碘治疗或甲状腺手术治疗)还是口服抗甲状腺药物治疗目前尚无定论。一般认为,对活动性 Graves 眼病患者,口服抗甲状腺药物应该作为首选,对避免 Graves 眼病加重及促进病情改善是最好的治疗。多数专家认为,如果 Graves 眼病患者采用放射性碘治疗甲状腺功能亢进症,应该同时应用糖皮质激素(如泼尼松)做预防性治疗,以防止眼病加重。因为甲状腺功能低下可以加重 Graves 眼病,所以无论采取哪种治疗方法,控制甲状腺功能亢进症,使甲状腺功能维持正常对 Graves 眼病都是有益的。

13 什么是 T_3 型甲状腺功能亢进症?

T_3 型甲状腺功能亢进症是指具有甲状腺功能亢进症的临床表现,甲状腺功能检查中仅血清 T_3 增高,而血清 T_4 正常。由于甲状腺功能亢进时,产生 T_3 和 T_4 的比例失调,T_3 产生量显著多于 T_4,形成 T_3 型甲状腺功能亢进症。发生的机制尚不清楚。Graves 病、毒性多结节性甲状腺肿和自主高功能性腺瘤都可以发生 T_3 型甲状腺功能亢进症。缺碘地区的甲状腺功能亢进症中约 12% 为 T_3 型甲状腺功能亢进症。T_3 型甲状腺功能亢进症多见于老年人。其临床表现和普通甲状腺功能亢进症相同,唯病情较轻,可见于弥漫性、结节性或混合型甲状腺肿患者的早期,因此,严格地说,T_3 型甲状腺功能亢进症并非是一个独立的疾病,而只是甲状腺功能亢进症病程中的一个阶段。

T_3 型甲状腺功能亢进症的诊断依据是:①具有甲状腺

功能亢进症的临床症状和体征；②T_3增高，T_4及游离 T_4 正常；③甲状腺摄碘率正常或增高，但不能被 T_3 所抑制；④促甲状腺激素释放激素（TRH）试验正常，血清促甲状腺免疫球蛋白（TSI）持续升高。

T_3 型甲状腺功能亢进症实验室甲状腺功能检查：TT_4、FT_4 正常，TT_3、FT_3 升高，TSH 降低，碘-131 摄取率增高。有报道 T_3 型甲状腺功能亢进症停用口服抗甲状腺药物后的缓解率高于典型甲状腺功能亢进症。

14 什么是 T_4 型甲状腺功能亢进症？

T_4 型甲状腺功能亢进症是指血清 T_4 有较明显增高，而血清 T_3 大致正常为特点的一种甲状腺毒症，又称"甲状腺素型甲状腺功能亢进症"。主要见于两种情况：一种发生在碘甲状腺功能亢进症，约有 1/3 的碘甲状腺功能亢进症患者的 T_3 是正常的；另一种情况发生在甲状腺功能亢进症伴其他严重疾病。因为外周组织 T_4 向 T_3 转化减少，所以仅表现为 T_4 升高。其临床表现与典型的甲状腺功能亢进症相同，可发生于毒性弥漫性甲状腺肿（Graves 病）、毒性结节性甲状腺肿或亚急性甲状腺炎，多见于一般情况较差的中老年，如严重感染、手术、营养不良等及既往过多暴露于碘的老年人。

多数甲状腺功能亢进症患者，虽然血清 T_3 和 T_4 均增高，但血清 T_3 浓度的增高程度要甚于血清 T_4，这提示甲状腺功能亢进症时甲状腺释放较多 T_3 及末梢组织将 T_4 转化为 T_3 增加。T_4 型甲状腺功能亢进症是指以血清 T_4 有较明显增高而血清 T_3 大致正常为特点的一种甲状腺毒症。T_4 型甲状腺功能亢进症主要见于既往过多暴露于碘的老年人、长期患病者或老年患者,故长期住院者多见,过度的碘摄入使腺体更多合成 T_4。若无过量碘摄入史可查,多提示外周组织 T_4 转化为 T_3 受抑制。T_4 型甲状腺功能亢进症治疗除同一般甲状腺功能亢进症外,宜适当减少机体碘摄入量。

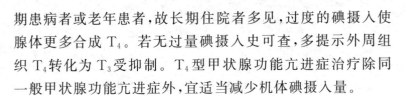

15 什么是淡漠型甲状腺功能亢进症?

淡漠型甲亢是甲状腺功能亢进的一种特殊类型,其症状与典型甲状腺功能亢进症的症状相反,表现为精神抑郁。

(1)本病发病较隐匿,以老年人多见,尤其是 60 岁以上者。

(2)临床表现不典型,眼病和高代谢症群表现较少,多数甲状腺无明显肿大。

(3)主要表现为明显消瘦、心悸、乏力、头晕、昏厥、腹泻、厌食、恶心、畏寒、皮肤干燥,精神抑郁、神情淡漠,对周围事物漠不关心,精神思维活动迟钝,同时回答问题迟缓,有时注意力难以集中,懒动少语。常伴有心脏扩大、充血性心力衰竭、心房颤动,眼球凹陷,双目呆滞无神,甚或有眼睑下垂。

(4)血清 TT_4 可以正常,FT_3、FT_4 常增高,TSH 下降或测不出,但碘-131 摄取率增高。

(5)临床中患者常因明显消瘦而被误诊为恶性肿瘤,因心房颤动被误诊为冠心病,所以老年人不明原因的突然消瘦、新发生心房颤动时应考虑本病。

16 什么是亚临床型甲状腺功能亢进症,需要治疗吗?

亚临床型甲状腺功能亢进症是一种常见的甲状腺疾病,以血中 TSH 降低而甲状腺激素正常为基本特征。

（1）血 T_3、T_4 正常，但 TSH 低于正常的甲状腺功能亢进症。

（2）本症可能是 Graves 病早期、Graves 病经手术或放射碘治疗后、各种甲状腺炎恢复期的暂时性临床现象；但也可持续存在，少数可进展为临床型甲状腺功能亢进症。

（3）患者无症状或有消瘦、失眠、轻度心悸等症状，并可导致心血管系统或骨代谢的异常。

（4）排除下丘脑-垂体疾病、非甲状腺疾病所致的 TSH 降低后可诊断为本症，并需做出相应的病因诊断。

（5）患者一般不需治疗，但应定期追踪病情变化。对于老年患者，已有轻度甲状腺功能亢进症表现的患者及具有心血管和骨骼系统病变危险因素者，宜采用适当的抗甲状腺治疗。

亚临床甲状腺功能亢进症对身体的不利影响有：①部分患者会发展为临床甲状腺功能亢进症；②对心血管系统的影响。使心率增快、心排血量增加、发生心房颤动等；③加重骨质疏松和促进骨折发生；④亚临床甲状腺功能亢进症者患老年痴呆的风险增加。

首先，如果发现血清 TSH 水平低于正常值下限。而 TT_3、TT_4 在正常范围，需要在 2～4 个月复查甲状腺功能，以确定 TSH 降低为持续性而非一过性。这样才能诊断亚临床甲状腺功能亢进症。

如果诊断了亚临床甲状腺功能亢进症，要根据 TSH 水平分成两种情况：①TSH 部分抑制，血清 TSH 0.1 百万～0.4 百万国际单位/升；②TSH 完全抑制，血清 TSH＜0.1 百万国际单位/升。

目前对亚临床甲状腺功能亢进症的治疗意见尚未达成一致。通常认为 TSH 完全抑制者需要使用抗甲状腺药物或者采取针对病因的治疗。对 TSH 部分抑制者不予处理，定期复查，观察 TSH 变化。绝经后妇女如果已经有骨质疏松应该给予抗甲状腺药物治疗，有甲状腺功能亢进症症状者。如心房颤动或体重减轻等也应该考虑抗甲状腺药物治疗。甲状腺有单个或多结节者需要治疗，因为其转化为临床甲状腺功能亢进症的可能性较高。

17 什么是外源性甲状腺功能亢进症？

外源性甲状腺功能亢进症又称"伪甲状腺功能亢进症"，因为绝大多数患者系服甲状腺激素所致，故又称为"药物性甲状腺功能亢进症"。本症的发生是由于有意或无意地摄入甲状腺激素制剂或污染了甲状腺组织的食物所致，包括精神不稳定的人、参加研究的志愿者、误服大量药物的儿童，以及因甲状腺功能减退甲状腺激素替代治疗时剂量使用不当等，均可以引起甲状腺功能亢进症的临床症状，如心悸、多汗、乏力、急躁易怒，甚或心律失常等。一般患者减量（甲状腺功能减退症治疗者）或停药后多可逐渐缓解，时间需几个月。

18 什么是垂体性甲状腺功能亢进症？

垂体可以分泌促甲状腺激素，精细调节身体内甲状腺激素水平，可谓"劳苦功高"。如果垂体出问题了，甲状腺激素水平也会不稳定。垂体就会分泌过多的促甲状腺激素。导致甲状腺激素大量分泌而引起甲状腺功能亢进症，称为垂体性甲状腺功能亢进症。临床少见，多数为垂体瘤所引起。儿童多见,男女无差别。有典型的甲状腺功能亢进症症状,甲状腺肿大,很少有突眼,可伴胫前局限性黏液性水肿或肢端肥大或泌乳闭经综合征,甲状腺功能亢进症经多种方法治疗均不能治愈,垂体肿瘤手术切除或放疗后甲状腺功能亢进症症状消失。实验室检查可见,TT_3、TT_4、摄碘率均高于正常,促甲状腺激素升高,X线及CT检查可以发现垂体瘤的证据。

 ## 19　什么是碘甲状腺功能亢进症?

因为摄入过量的碘而引起的甲状腺功能亢进症称为碘甲状腺功能亢进症。碘可以抑制甲状腺激素的释放,故对甲状腺功能亢进症有治疗作用,但补充过多的碘,则可引起T_3、T_4的合成与释放增多而导致甲状腺功能亢进症。临床上除缺碘地区补碘不当可致甲状腺功能亢进症外,使用胺碘酮、X线碘化物造影剂,也可导致碘甲状腺功能亢进症的发生。

碘甲状腺功能亢进症的特点是:大多发生于碘缺乏地区补碘以后,或者服用含碘药物,使用含碘造影剂、含碘消毒剂以后。碘甲状腺功能亢进症患者的症状多较轻,病情呈自限性,老年人多见。

碘甲状腺功能亢进症患者多数为轻症,症状同一般甲状腺功能亢进症,甲状腺轻度肿大、质硬,无血管杂音及震颤,可见多食、消瘦、畏热、急躁等典型的甲状腺功能亢进症症状,一般无突眼和局限性黏液性水肿体征。实验室检查血清T_3、T_4、rT_3均增高,其中以T_4增高最明显。促甲状腺激素释放激素(TRH)兴奋试验低或无反应。甲状腺摄碘率明显降低,甲状腺显像显影差。

停服含碘制剂后数个月可自行恢复正常,极少数患者予撤碘后,甲状腺功能亢进症症状加重。抗甲状腺药物治疗效果好,同位素也适用于其治疗。

20 什么是卵巢甲状腺肿伴甲状腺功能亢进症?

卵巢甲状腺肿多见于 40 岁以上患者,甲状腺组织多存在于卵巢皮样囊肿、卵巢畸胎瘤等肿块之中,多为单侧,良性为主,这些瘤有分泌甲状腺激素的功能,会引起体内甲状腺激素增多,引起甲状腺功能亢进症,但比较少见。而卵巢异位甲状腺伴甲状腺功能亢进症极为罕见。卵巢甲状腺肿,甲状腺呈结节性肿大或弥漫性肿大,突眼少见,腹部包块为特征性表现,包块质地硬,边缘清楚,或有压痛,确诊多依靠病理检查,偶尔也可由核素碘扫描发现。

临床上对于女性甲状腺功能亢进症患者要注意:①同时有卵巢肿瘤或腹水、胸腔积液者,要考虑有卵巢甲状腺肿的可能性;②如果颈部甲状腺肿手术切除后,甲亢病情仍不能完全缓解者,也要考虑卵巢甲状腺肿的可能性。

21 什么是甲状腺功能亢进症危象?

甲状腺功能亢进症危象也叫甲状腺危象,是指甲状腺功能亢进症未能及时有效地得到控制,在某种诱因作用下病情急剧恶化,危及生命的状态。甲状腺功能亢进症危象的病死率可达 50%,非常凶险。甲状腺功能亢进症危象多数发生在没有被及时诊断的甲状腺功能亢进症患者,或甲状腺功能亢进症病情长期未得以控制的患者,全身处于一个消耗衰竭状态,同时又发生诱发因素,如感染、过度劳累、腹泻、发热、糖尿病、放射性碘治疗、外科手术或创伤、心血管疾病、分娩、饥饿、精神刺激等因素,使甲状腺功能亢进症症状加剧而出现危及生命的危象。精神因素一定不能轻视,这在生活中非常常见。本来甲状腺功能亢进症患者的情绪波动就很大,如果生活中受了情绪刺激,则很容易引起甲状腺功能亢进症危象,患者及其家属一定要注意。

发生甲状腺功能亢进症危象时,患者往往会出现以下症状:①体温＞39.0℃;②明显的焦虑和激动(谵语、意识模糊和昏迷);③厌食伴有恶心和呕吐,严重者表现黄疸;④心动过速(心率常＞160次/分)或快速心律失常;⑤腹泻;⑥肺水肿或心力衰竭。上述甲状腺功能亢进症危象表现中以体温升高和心率增快最为有意义。老年甲状腺功能亢进症危象可不表现激动或甲状腺肿大,而表现为淡漠、模糊、恶病质和房颤,事实上,有些甲状腺功能亢进症患者并没有上述症状,但合并一些危重情况,如合并风湿性心脏病心力衰竭时,病情危重,如不紧急处理,患者的生命就会发生危险,我们仍然将这种情况称为"甲状腺功能亢进症危象"。由于患者长期衰竭,体重减少,多数患者体重不足 35～40 千克,很难抵御感染,所以在判断甲状腺功能亢进症危象时,特别注意患者的全身情况和感染、心律失常、心力衰竭。

一旦发生甲状腺功能亢进症危象,应立即就医,尽快治疗,患者平时也要注意,避免诱发因素,这是作为患者能主动控制甲状腺功能亢进症危象的唯一招数。

22 甲状腺功能亢进症危象应如何治疗？

甲状腺功能亢进症危象是可以预防的,预防危象发生的关键是去除诱因、积极治疗甲状腺功能亢进症及避免精神刺激等,尤其应积极防治感染并做好充分的术前准备。危象一旦发生,需积极抢救。

(1)抑制 TH 合成:诊断确定后立即给予大剂量抗甲状腺药物抑制 TH 的合成。首选 PTU,首次剂量 600 毫克,口服或经胃管注入。如无 PTU 时可用 MM(或 CMZ)60 毫克,口服或经胃管注入。继续应用 PTU 200 毫克或 MM(或 CMZ)20mg,每 6 小时 1 次口服,待症状减轻后减至一般治疗剂量。

(2)抑制 TH 释放:服 PTU(或 MM)1 小时后再加用复方碘溶液,首剂 30～60 滴,以后每 6～8 小时 5～10 滴;或用碘化钠 0.5～1.0 克加入 5％葡萄糖盐水中静滴 12～24 小时,以后视病情逐渐减量,一般使用 3～7 天停药。如患者对碘剂过敏,可改用碳酸锂每天 0.5～1.5 克,分 3 次口服,连服数日。

(3)拮抗应激:地塞米松 2 毫克,每 6 小时 1 次,大剂量地塞米松可抑制 TH 的释放及外周 T_4 向 T_3 的转化,还可增强机体的应激能力。

(4)降低周围组织对甲状腺激素反应:应用肾上腺素阻滞药普萘洛尔,若无哮喘或心功能不全,30～50 毫克,每 6～8 小时口服 1 次,或 1 毫克稀释后缓慢静脉注射。

(5)降低血 TH 浓度:如上述治疗效果不满意,可采用血液透析、腹膜透析或血浆置换等措施迅速降低血 TH 浓度。

(6)支持治疗:应监护心、肾、脑功能,迅速纠正水、电解质和酸碱平衡紊乱,补充足够的葡萄糖、热量和多种维生素等。

(7)对症治疗:包括供氧、防治感染,高热者给予物理降温。必要时,可用中枢性解热药,如对乙酰氨基酚(扑热息痛)等,但应注意避免应用乙酰水杨酸类解热剂(因可使FT_3、FT_4升高)。利舍平1毫克,每6~8小时肌内注射1次。必要时可试用异丙嗪、哌替啶各50毫克静脉滴注。积极治疗各种合并症和并发症。

危象控制后,应根据具体病情,选择适当的甲状腺功能亢进症治疗方案,并防止危象再次发生。

23 甲状腺功能亢进症会导致心脏病吗,应如何治疗?

全身除了脑、睾丸和淋巴组织外,几乎所有组织(肝、肾、心、脾和胃肠道等)细胞都有T_3受体,心肌细胞中T_3受体数目明显多于其他组织,所以心脏的甲状腺激素要比其他器官更敏感。甲状腺功能亢进症时血中甲状腺激素水平升高,过多的甲状腺激素作用于心血管系统产生如下作用。①增强心脏β受体对儿茶酚胺的敏感性;②直接作用于心肌收缩蛋白,发挥正性肌力作用;③继发于甲状腺激素导致的外周血管扩张,阻力下降,心排血量代偿性增加。上述作用导致心动过速、心排血量增加、心房颤动和心力衰竭等心脏异常情况,称为甲状腺功能亢进症性心脏病。60%的甲状腺功能亢进症性心脏病在甲状腺功能亢进症治疗以后心脏病随之自行缓解。

国内专家提出的甲状腺功能亢进症性心脏病的诊断标准是:在明确诊断甲状腺功能亢进症以后,具有下述心脏异常至少 1 项,可诊断为甲状腺功能亢进症性心脏病。①心脏增大;②心律失常,如阵发性或持续性心房颤动、阵发的房室传导阻滞或频发的房性期前收缩、室性期前收缩;③充血性心力衰竭;④心绞痛或心肌梗死。此外,如甲状腺功能亢进症治疗后上述心脏异常好转则更加支持甲状腺功能亢进症性心脏病的诊断。

甲状腺功能亢进症性心脏病的临床表现主要包括以下几种。

(1)心律失常:包括窦性心动过速、房性期前收缩、阵发动过速、心室扑动、心房颤动,其中最常见者为心房颤动。甲状腺功能亢进症房颤见于 40-45 岁或以上患者,青少年患者较少,即使发生,多为阵发性。甲状腺功能亢进症引起的心律失常多数为可逆性,甲状腺功能亢进症控制后,大多可恢复正常心律。

(2)心脏肥大:多见于甲状腺功能亢进症症状严重和病程较长者。

(3)心力衰竭:分为两种类型。一类是心动过速和心排血量增加导致的心力衰竭,主要发生在年轻甲状腺功能亢进症患者。此类心力衰竭非心脏泵衰竭所致,而是由于心脏高排血量后失代偿引起,称为"高排血量型心力衰竭"。常随甲状腺功能亢进症控制,心力衰竭得以恢复;另一类是诱发和加重已有或潜在缺血性心脏病者发生的心力衰竭,多发生在老年患者。此类心力衰竭是心脏泵衰竭。

（4）心房颤动：心房颤动也是影响心功能的因素之一，甲状腺功能亢进症患者中 10％～15％发生心房颤动。甲状腺功能亢进症患者发生心力衰竭时，30％～50％与心房颤动并存。

（5）心绞痛和心肌梗死：临床上少见，可能是甲状腺功能亢进症患者儿茶酚胺活性增强，冠状动脉痉挛所致。

由于甲状腺功能亢进症性心脏病的原因在于甲状腺功能亢进症，所以甲状腺功能亢进症性心脏病最主要的治疗是对甲状腺功能亢进症的治疗（相当于釜底抽薪）。对甲状腺功能亢进症的治疗可口服足量抗甲状腺药物以控制甲状腺功能至正常范围，或采用放射性碘治疗来根治甲状腺功能亢进症。如采用放射性碘治疗，需要同时给予 β 受体拮抗药（如普萘洛尔、美托洛尔等）保护心脏，以免放射性碘损伤甲状腺导致一过性血中甲状腺激素浓度升高而加重心脏病变。

治疗甲状腺功能亢进症的同时要对异常的心脏表现进行对症治疗：①仅有心动过速可以使用 β 受体拮抗药普萘洛尔；②出现充血性心力衰竭则按心衰治疗，包括休息、适当镇静、限制钠盐摄入、吸氧、强心（使用洋地黄类药物）、利尿等措施；③心房颤动可用普萘洛尔和（或）洋地黄类药物控制，如甲状腺功能亢进症控制后仍有房颤持续存在，可以施行电复律。

24 胺碘酮能引起甲状腺功能亢进症吗？

胺碘酮（是一种碘含量较高的抗心律失常药）可引起甲状腺毒症，导致患者出现甲状腺功能亢进症的症状和表现。胺碘酮引起的甲状腺毒症分为两种类型：一种是碘甲状腺功能亢进症,甲状腺合成甲状腺激素增加,查放射性碘摄取率正常,超声检查甲状腺血流正常或者增加,使用甲巯咪唑与过氯酸钾合并治疗效果较好;另一种类型是碘导致甲状腺细胞损伤,甲状腺滤泡破坏导致甲状腺激素漏到血液中。导致血中甲状腺激素水平升高(即破坏性甲状腺毒症),进而出现甲状腺功能亢进症症状,这种类型查放射性碘摄取率减低,超声检查甲状腺无血流显示,治疗的方法是在甲状腺毒症期使用糖皮质激素。

25 妊娠伴甲状腺功能亢进症的临床特点有哪些?

妊娠期甲状腺功能亢进症包括妊娠前已确诊的甲状腺功能亢进症和妊娠期初诊甲状腺功能亢进症。妊娠期表现出高代谢综合征和生理性甲状腺肿均与甲状腺功能亢进症极为相似,TBG升高,血 TT_3、TT_4 亦相应升高,因此,给妊娠期甲状腺功能亢进症的诊断带来了一定难度。正常妊娠妇女,由于腺垂体肥大,可出现甲状腺肿大,由于血中雌激素水平升高,使甲状腺结合球蛋白(TBG)升高,因此血清总 T_3、总 T_4 也相应升高,加之妊娠期出现的心悸、多汗、怕热、胃纳增加等高代谢综合征等,与甲状腺功能亢进症的表现甚为相似,临床上会把正常妊娠误认为是甲状腺功能亢进症,也可以延误真正甲状腺功能亢进症伴妊娠的诊断。因此,妊娠伴甲状腺功能亢进症的诊断较单纯甲状腺功能亢进症诊断标准要适当提高。基本要求:如体重不随妊娠月数而增加,休息时脉率在 100 次/分以上,四肢近端肌肉消瘦为可疑甲状腺功能亢进症,检测 FT_3、FT_4 水平,如升高者可诊断为甲状腺功能亢进症,但不应做摄碘率检查。如果同时伴眼征、弥漫性甲状腺肿、甲状腺区血管杂音和震颤,在排除其他原因所致甲状腺功能亢进症或甲状腺毒症之后,可诊断为毒性弥漫性甲状腺肿(Graves 病)。

 26 甲状腺功能亢进症对妊娠和胎儿有什么影响?

甲状腺功能亢进症患者初期,雌激素分泌过多,子宫内膜对雌激素的反应强,子宫内膜增生,表现为月经过多、过频,甚至发生功能失调性子宫出血,随着甲状腺功能亢进症病程的发展,两个轴系都受到反馈抑制,卵巢激素的分泌和代谢受到阻滞,分解、灭活和清除过程加快,子宫内膜逐渐退化、萎缩,引起月经稀发,经血量减少直到闭经。甲状腺功能亢进轻症可能不影响排卵,因而可能妊娠。重症者约 90% 无排卵,自然不能妊娠,一旦妊娠,流产率高达 26%,早产率为 15%。妊娠高血压综合征的发病率比正常妊娠组高 10 倍,可能诱发甲状腺危象,威胁患者生命。重度或久治不愈的甲状腺功能亢进患者,不宜妊娠,一旦妊娠,应做人工流产术。甲状腺功能亢进症患者如妊娠,应列为高危妊娠,于妊娠全过程中应在产科及内分泌科共同监护下度过孕产期。

另外甲状腺功能亢进症本身对胎儿也有影响,母亲血液中的抗甲状腺药物容易通过胎盘进入胎儿血液,而母亲血液中的甲状腺素部分通过胎盘。甲状腺功能亢进症妊娠会造成胎死宫内、胎儿生长迟缓、早产、流产等并发症。值得注意的是,甲状腺功能亢进症对胎儿的影响要大于抗甲状腺药物对胎儿的影响,孕妇甲状腺功能亢进症病情越重,对胎儿的影响就越大,所以关键在于很好地控制甲状腺功能亢进症。如果患者年龄较轻或甲状腺功能亢进症病情较重,建议患者终止妊娠,对甲状腺功能亢进症进行正规的治疗,1～2年后决定是否停药后再准备妊娠。如果患者年龄较大并且甲状腺功能亢进症病情也较轻时,应对患者本人和家属讲清甲状腺功能亢进症本身对胎儿的影响要大于抗甲状腺药物对胎儿的影响,在取得患者本人和家属的理解下,采取继续妊娠的同时进行抗甲状腺药物治疗。

27 甲状腺功能亢进症孕妇产后是否可以哺乳?

大量研究资料证明母乳喂养对婴幼儿身心的健康成长大有好处,甲状腺功能亢进症孕妇分娩后能否母乳喂养,就成了医师和产妇非常关心的问题了。

以往医学文献一直建议使用抗甲状腺药物治疗的母亲最好不要哺乳,早年有研究者对2名哺乳期妇女给予硫脲嘧啶1克顿服,2小时后测定乳汁中硫脲嘧啶的浓度为血清中的3倍,故认为乳汁中抗甲状腺药物的量可能会造成婴儿甲状腺功能低下,所以一直建议甲状腺功能亢进症母亲不要母乳喂养。

但是目前的大量临床研究却不同意这种论点,1980年有研究者给9例哺乳妇女一次顿服丙基硫脲嘧啶400毫克,发现丙基硫脲嘧啶在乳汁中排泌量很低,不会对婴儿的甲状腺功能产生不良影响。甲巯咪唑(他巴唑)与丙基硫脲嘧啶不同,一方面是丙基硫脲嘧啶与血清蛋白的结合率高;另一方面是甲巯咪唑为脂溶性物质,在血清中不被解离,易以原形进入乳汁,而丙基硫脲嘧啶为弱酸性物质,在血清中比在乳汁中更容易解离,以离子形式存在,不易进入富含脂质的乳汁。临床上医师们推荐准备母乳喂养的产妇应该服用丙基硫脲嘧啶,且剂量要小,而不要选用甲巯咪唑或卡比马唑。

多个临床研究证明母乳喂养的产妇服用丙基硫脲嘧啶每日 750 毫克或甲巯咪唑每日 20 毫克以下,不会对新生儿的生长发育和智力发生不利影响。有研究者提出,如果哺乳期间需要服用抗甲状腺药物治疗,最好在服药 2 小时后再哺乳。

28 甲状腺功能亢进症是否会遗传?

研究发现,甲状腺功能亢进症并非遗传病,也不是传染病,可是它和遗传有密切关系,特别是最常见的甲状腺功能亢进症类型——毒性弥漫性甲状腺肿,它是甲状腺自身免疫疾病,有明显的家族史。同卵双生子甲状腺功能亢进症的发生率为 50%,甲状腺功能亢进症患者直系亲属中 15% 有甲状腺功能亢进症史。

甲状腺功能亢进症患者中有不少患者同时患有其他自身免疫性疾病,这说明甲状腺功能亢进症患者有免疫疾病易感性的遗传倾向,也就是说甲状腺功能亢进症患者的孩子也有患甲状腺功能亢进症的遗传倾向。但有两点需要说明:①有患病的遗传倾向,并不等于就一定会患病,必须在一定外界的诱因下才可能患病,诱因越多患病可能性越大,患病也越早,如毒性弥漫性甲状腺肿的诱因,有感冒、扁桃体炎等感染、碘摄入过多(如大量吃海带等)、精神紧张或忧虑、过度疲劳(如工作太久、运动过量、重体力活等)、妊娠,以及服用一些能诱发甲状腺功能亢进症的药物如胺碘酮等。②很多遗传性疾病并不是出生时就患病了,绝大多数是在成年后才发病。出生时就患病的疾病中,有相当一部分是先天性疾病。有甲状腺功能亢进史的孕妇生出的婴儿多数不会发生甲状腺功能亢进症的,而甲状腺功能亢进症合并妊娠的孕妇生出的婴儿患甲状腺功能亢进症也不足1%。绝大多数甲状腺功能亢进症患者在出生时,并没有甲状腺功能亢进症,他(她)们是在中青年发生甲状腺功能亢进症的。所以有甲状腺功能亢进症病史的母亲不必要顾虑太多,只要甲状腺功能正常,就可以放心大胆地准备妊娠分娩。

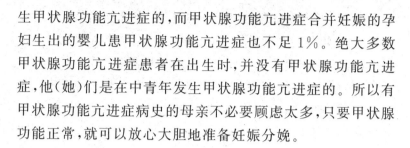

29 如何诊断新生儿甲状腺功能亢进症,新生儿甲状腺功能亢进症有哪几个类型?

新生儿甲状腺功能亢进症的症状和体征通常在生后10天左右出现,由于母体抗甲状腺药物或抑制性抗体同时存在,症状体征可能在生后即出现或推迟至数天后。具有甲状腺功能亢进症高危因素的新生儿,如存在功能性甲状腺毒症的证据,妊娠期母亲接受过抗甲状腺药物。母体甲状腺刺激免疫球蛋白滴度较高,具有继发于 TSH 受体突变所致的新生儿甲状腺功能亢进症家族史等,在出生后均应密切监测新生儿甲状腺功能。出现明显甲状腺毒症,血清 FT_3、FT_4、TT_3 和 TT_4 水平增高,TSH 降低即可诊断新生儿甲状腺功能亢进症。

新生儿甲状腺功能亢进症分为暂时型和持续型两种,前者较为常见。

(1)暂时型:多由于母亲妊娠时患 Graves 病,母体内的甲状腺刺激抗体通过胎盘到达胎儿使之发生甲状腺功能亢进症,故出生时已有甲状腺功能亢进症表现,出生后 1～3 个月自行缓解,血中甲状腺刺激抗体也随之消失。临床表现为多动、易兴奋、多汗、呕吐、腹泻和发热等。哺乳量增加而体重不增加,可出现呼吸衰竭、心动过速、心律失常,易发生心力衰竭。实验室检查显示 FT_4 升高、T_3 显著升高,TSH 通常低下(与正常新生儿出生时 TSH 水平增高相反)。

(2)持续型:较罕见,为甲状腺刺激素受体突变所致。其特点是:①常有阳性家族史,为常染色体显性遗传,但母亲妊娠时不一定有甲状腺功能亢进症;②男女比例约为 1∶2,明显高于成人 Graves 病甲状腺功能亢进症;③缺乏突眼征症状;④缺乏甲状腺免疫学异常的证据(血中无抗甲状腺抗体);⑤大部分病例在开始为甲状腺肿,逐渐出现甲状腺功能亢进症的其他表现;⑥甲状腺功能亢进症不能自行缓解,患者常有颅骨缝早期融合,前囟突出及智力障碍等后遗症。

新生儿甲状腺功能亢进症的诊断主要根据血 T_3、T_4 和 TSH 值进行判断。T_3、T_4 升高,TSH 降低即可做出甲状腺功能亢进症的诊断。可做甲状腺刺激素受体基因分析,以查明病因。母亲有甲状腺功能亢进症的,特别是妊娠合并甲状腺功能亢进症的新生儿应在分娩后 2 周随诊监测甲状腺功能。本病及时治疗,一般预后良好,但也有一定程度骨龄提前、生长落后、行为及智力问题。

 30 儿童甲状腺功能亢进症有哪些特点?

儿童甲状腺功能亢进症占甲状腺功能亢进症人群的 5% 左右,以学龄儿童多见,婴儿和新生儿甲状腺功能亢进症很少见,儿童甲状腺功能亢进症多有甲状腺疾病(甲状腺肿、甲状腺功能亢进症、甲状腺功能减退症、慢性甲状腺炎)家族史,女孩∶男孩为(6~8)∶1。由于甲状腺激素有促使生长的作用,患儿生长速度较同龄儿童快,食欲多亢进,消瘦较明显。儿童甲状腺功能亢进症体检时,甲状腺肿大比较明显,多数为弥漫性肿大,质地柔软,甲状腺结节少见。儿童甲状腺功能亢进症并发甲状腺相关性眼病的比较多,多数为非浸润性眼病,很少有严重的眼病。由于儿童心脏代偿能力较强,尽管检查时发现心率快,每分钟120次以上,但患儿多半无心悸、气短等心血管症状,心房颤动和心力衰竭在儿童甲状腺功能亢进症中也极少见。儿童甲状腺功能亢进症伴发肌病很少见,临床上罕见伴发周期性瘫痪的甲状腺功能亢进症儿童。

因为儿童在长身体时期,甲状腺手术切除不容易掌握,又担心核素治疗对儿童甲状腺功能亢进症可能会引起永久性甲状腺功能减退症,而影响孩子的生长发育,所以儿童甲状腺功能亢进症多采用抗甲状腺药物治疗。由于儿童甲状腺功能亢进症多半找不到病因,停药后甲状腺功能亢进症的复发率很高,所以儿童甲状腺功能亢进症患者抗甲状腺药物治疗时间应该比成人要长,一般至少为2~3年,个别患者坚持10年以上。

近来由于外科技术的提高,有经验的小儿外科医师对甲状腺功能亢进症儿童手术治疗可以取得满意的效果,手术也成为儿童甲状腺功能亢进症治疗的一种选择;此外核素治疗甲状腺功能亢进症的适应证也逐渐增宽,儿童甲状腺功能亢进症也不再属于同位素治疗的禁忌证了,儿童甲状腺功能亢进症采用核素碘治疗的病例也越来越多。

 31　老年人甲状腺功能亢进症有哪些特点?

老年人甲状腺功能亢进症并不少见,尤其是近年来似乎有增多的趋势,可能是医疗条件的改善和生活节奏的加快,使老年甲状腺功能亢进症发现增多了。但老年甲状腺功能亢进症常不典型,有以下几个特点。

(1)老年甲状腺功能亢进症中有相当部分患者是由毒性功能自主热结节引起,这种患者过去有甲状腺腺瘤史,病程较长,多数病程达 10～20 年,腺瘤逐渐长大,腺瘤直径多半为 4～5 厘米。

(2)老年甲状腺功能亢进症症状常常不典型,患者多以消瘦为主诉,心悸表现不明显,有的患者以单纯消瘦怀疑恶性肿瘤来就诊,体检时发现心率增快才考虑甲状腺功能亢进症的可能性。

(3)有的患者以心房颤动为首发症状,一直以动脉硬化治疗,以后才发现甲状腺功能亢进症而耽误了治疗。甲状腺功能亢进症患者发生的心房颤动多数为快速心率的心房颤动,而动脉硬化所致心房颤动多为正常心率的心房颤动,所以遇到快速心房颤动的老年人要考虑甲状腺功能亢进症的可能性。

(4)老年甲状腺功能亢进症患者的甲状腺肿大不明显,甚至体检时发现甲状腺不大,甲状腺区杂音也很少听见。

(5)老年甲状腺功能亢进症合并甲状腺功能亢进症眼征的患者较少。

(6)老年甲状腺功能亢进症胃肠道症状多以食欲缺乏、进食减少和便秘为表现,缺乏年轻甲状腺功能亢进症患者的食欲亢进、进食增多和腹泻的表现。

(7)老年甲状腺功能亢进症实验室检查表现甲状腺激素升高程度不及年轻甲状腺功能亢进症患者明显,尤其是升高程度不明显,因为正常老年人的血清甲状腺激素轻度减低,尤其是 T_3 下降更为明显。毒性功能自主热结节患者表现为血清 T_3 升高,而 T_4 正常,临床称为 T_3 型甲状腺功能亢进症。老年甲状腺功能亢进症合并全身急、慢性疾病时,血清 T_3 可以正常,而表现 T_4 升高,被称为 T_4 型甲状腺功能亢进症。

(8)老年甲状腺功能亢进症患者选择放射性碘治疗为好,效果比较满意,也为患者所接受。

(9)老年甲状腺功能亢进症对抗甲状腺药物的反应好,剂量应偏小。

32 甲状腺功能亢进症对肝有损害吗,应如何防治?

甲状腺功能亢进症患者绝大多数肝功能正常,但也有相当部分患者肝功能异常,有些患者在服药后偶然检查肝功能发现转氨酶升高。

甲状腺功能亢进症引起肝损害主要见于较重的甲状腺功能亢进症患者。甲状腺功能亢进症对肝损害的可能有几个方面组成:①甲状腺功能亢进症时组织耗氧量增加,肝耗氧量也增加,但肝血流量并不增加,造成肝相对缺氧,引起转氨酶升高;②甲状腺功能亢进症营养物质消耗过多,尤其是维生素的消耗超过机体的吸收,造成肝营养缺乏,糖、脂肪、蛋白质及胆色素代谢障碍;③甲状腺功能亢进症合并充血性心力衰竭时,可发生肝静脉瘀血和肝小叶中央坏死;④甲状腺功能亢进症合并感染、休克时,可加重肝损害。

甲状腺功能亢进症患者肝大程度一般较轻,可不出现黄疸,但甲状腺功能亢进症极为严重时也可合并黄疸。不过也有例外,个别甲状腺功能亢进症患者,甲状腺功能亢进症病情并不太重,也合并了黄疸。这种情况多见于肝本身已有潜在的病变,甲状腺功能亢进症只是加重原有肝病的一个因素。防治措施如下。

(1)以控制甲状腺功能亢进症为主,轻度肝损可继续给予抗甲状腺药物治疗,重度宜用碘-131 及手术治疗。

(2)保肝、降黄,避免使用有肝损害的药物。

(3)预防在先,定期随访。药物性肝损害大多发生在治疗后 3 个月内,注意定期复查肝功能及时停药。

33 甲状腺功能亢进症会影响消化功能吗?

甲状腺功能亢进症的消化系统表现有的患者为胃纳亢进、多食易饥,但因消耗大于摄入,因此患者多体重明显下降,疲倦无力。而一些老年患者则可见食欲缺乏、厌食、极度消瘦,呈恶病质状态。由于甲状腺激素直接作用于胃肠,使胃肠蠕动快,消化吸收不良,患者往往排粪次数增多且呈糊状,并含有不消化食物,少数有脂肪泻。当甲状腺明显肿大压迫食管时,可出现吞咽哽噎症状。有的患者可致肝功能异常,发生甲状腺功能亢进症性肝病。

34 甲状腺功能亢进症会引起白细胞减少吗?

甲状腺激素可直接作用于骨髓,引起白细胞数量的降低,主要表现为中性粒细胞减少,而淋巴细胞绝对计数正常或增加,甲状腺功能亢进症控制后可恢复正常。此外,部分患者的白细胞减少是因为使用了抗甲状腺功能亢进症的药物(如他巴唑或丙硫氧嘧啶),这些药物有可能导致粒细胞减少症,临床上一般当外周血白细胞小于 3×10^9/升或者中性

粒细胞小于 $1.5 \times 10^9/$ 升的时候需要及时停药,严密观察,并加用升白细胞的药物。

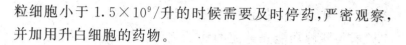

35 甲状腺功能亢进症患者会出现哪些精神症状?

甲状腺功能亢进症患者的精神症状分两大类:即兴奋性症状和抑郁性症状。以兴奋性症状最常见,表现为精神过敏、急躁易怒、言语增多、失眠紧张、思想不集中、记忆力减退、焦虑多疑、情绪不稳、手足颤动、常因小事发怒或见情绪低落、悲哀哭泣,严重者可表现为亚躁狂症或精神分裂症。甲状腺功能亢进症患者的抑郁性表现者较少见。临床上甲状腺功能亢进症患者多见神情淡漠、反应迟钝、寡言少语、动作减少,同时甲状腺功能亢进症患者亦可见到眼、舌、手有细微颤动,体检可见腱反射亢进,跟腱反射时间缩短。有 $20\% \sim 40\%$ 的甲状腺功能亢进症患者可出现甲状腺功能亢进症性脑病,一般不会表现出严重的认知障碍,主要为注意力不集中和近段记忆力减退。对于原有精神障碍的患者,可加重病情或促使复发。一般单纯对症治疗无效,应积极治疗甲状腺功能亢进症,可很快缓解或恢复正常。

36 甲状腺功能亢进症会引起贫血吗?

甲状腺功能亢进症引起贫血的原因可概括如下:①代谢亢进,蛋白质、维生素消耗过多致营养不良;②甲状腺功能亢进症时迷走神经活动减弱或交感神经活动增强,引起胃黏膜病变,导致胃酸不足,影响铁的吸收,使造血原料铁缺乏或因某些未明原因造成铁利用障碍,亦可致贫血;③患甲状腺功能亢进症时代谢增快,需要量超过摄入量,患者血清维生素

B_{12}、叶酸偏低导致造血原料缺乏,所以有贫血表现。本病患者除有甲状腺功能亢进症的症状之外,多可见头晕、虚弱无力、皮肤黏膜苍白等贫血的相关症状。但因甲状腺功能亢进症的症状多较为突出,而贫血的症状相对较轻,故临床上不易发现,常需借助实验室检查方能确定诊断。

甲状腺功能亢进症性贫血多由营养不良、铁代谢紊乱、维生素 B_{12} 与叶酸代谢紊乱等所致,也有人认为部分病例可能与红细胞寿命缩短有关。一般在甲状腺功能亢进症控制后即得以纠正,但部分患者须在抗甲状腺药物治疗时配合铁剂方可奏效。同时应给予高蛋白、高热量、高维生素饮食。抗贫血治疗措施具体如下。

(1)铁代谢异常甲状腺功能亢进症性贫血:患者单用抗甲状腺药物治疗,甲状腺功能亢进症控制后血红蛋白并不上升,加服铁剂则血红蛋白始能较快上升。常用药物为硫酸亚铁片,每片 0.3 克,成人每次 0.3～0.6 克,每日 3 次,饭后口服;并同时服用维生素 C 100 毫克/次,效果更佳。儿童可用 3% 铁维合剂(100 毫升/瓶)每次 2～5 毫升,每日 3 次,饭后口服,连用 3～4 周。

(2)骨髓象显示巨幼红细胞性贫血、恶性贫血、类红白血病反应的甲亢贫血,应在控制甲状腺功能亢进症的同时补给叶酸、维生素 B_{12} 及铁剂。成年人用叶酸每次 5～10 毫克,每日 3 次,饭后口服;维生素 B_{12},每次 1 毫克,肌内注射,隔日 1 次,连续注射 7～10 次。儿童用叶酸每次 5 毫克,每日 2～3 次,口服,维生素 B_{12},口服,每次 25 毫克,每日 2～3 次。

37 **甲状腺功能亢进症会导致血小板减少吗，应如何治疗？**

（1）原因：甲状腺功能亢进症会引起血小板减少。原因可以分为以下两个方面。

①血小板生成减少。可因甲状腺功能亢进症代谢旺盛，能量物消耗过多，形成铁、维生素、叶酸等营养物不足，进而影响巨核细胞生成障碍而致血小板减少；亦可因过多的甲状腺素损伤干细胞，影响巨核细胞或血小板的生成而使血小板减少；亦可能是促血小板生成因子调节障碍所致。

②血小板破坏过多。a. 甲状腺素能增强网状内皮系统的吞噬功能，使血小板的半寿期缩短。b. 免疫因素。甲状腺功能亢进症为自身免疫性疾病，血清中可检出其免疫球蛋白（IgG）。c. 少数甲状腺功能亢进症患者可出现脾大，脾是破坏血小板的主要场所，脾功能亢进时血小板破坏过多可致血小板减少症的发生。

（2）治疗：临床上血小板减少性紫癜可单独发病，亦可与甲状腺功能亢进症同时发生在一个患者身上，因此需要仔细询问病史进行鉴别。当血小板减少性紫癜患者患甲状腺功能亢进症后，血小板减少会进一步加重，且对皮质激素治疗反应差，所以当血小板减少症对皮质激素治疗无反应时，应做甲状腺功能检测，以免延误诊断与治疗。对甲状腺功能亢进症伴血小板减少症的治疗首先要判明甲状腺功能亢进症与血小板减少两者是并发还是甲状腺功能亢进症治疗过程中由药物引起的血小板减少；若是前者原则上应首先治疗甲状腺功能亢进症，两者也可同时治疗。若为治疗甲状腺功能亢进症造成的药源性血小板减少,则应及时调换药物。

①以甲状腺功能亢进症为首发病的血小板减少症,可服用甲巯咪唑或丙硫氧嘧啶,每日 3 次,前者每次 10 毫克,后者每次 100 毫克。

②对血小板减少症的治疗。a. 无出血症状时,无须特殊处理,以治疗甲状腺功能亢进症为主,多数病例随甲状腺功能亢进症控制而血小板逐渐恢复正常。b. 有明显出血症状者,在治疗甲状腺功能亢进症的同时可输注血小板或新鲜血液,同时给予皮质激素治疗;若血小板未恢复正常,激素治疗至少应持续到甲状腺功能亢进症控制后 4 周,再考虑是否做脾切除等治疗,过早脾切除会因甲状腺功能亢进症未完全控制而导致甲状腺功能亢进症危象,另一方面可能在甲状腺功能亢进症控制后血小板数逐渐恢复正常,而使脾切除成为多余。

 38 甲状腺功能亢进症会引起牙龈出血吗?

甲状腺功能亢进症时,由于代谢亢进,机体对维生素的需求相应增加,此时常会出现维生素缺乏,若长期缺乏维生素 C,就会引起牙龈出血。

39 甲状腺功能亢进症会引起四肢无力吗?

甲状腺功能亢进症多数患者有肌无力及肌肉萎缩。由于神经肌肉兴奋性增高,可出现细震颤、腱反射活跃和反射时间缩短等。甲状腺功能亢进症肌病可表现出下列病症。

(1)急性甲状腺功能亢进症性肌病:罕见,起病急、病情重。主要表现为延髓麻痹,如发音不清、发音障碍、呼吸肌麻痪、吞咽困难、进食和饮水发呛等。

（2）慢性甲状腺功能亢进症性肌病：较多见，多为中年甲状腺功能亢进症，男性多于女性，起病缓慢呈进行性加重。首先受累的主要是肩胛和骨盆带肌群，表现为上肢持物无力，下肢蹲、坐时直立困难。类似于多发性肌炎表现，但肌活检正常或仅有肌肉萎缩、变性等改变。肌病严重程度与甲状腺功能亢进症严重程度有关，患者尿液中肌酸的排量增多。

（3）甲状腺功能亢进症性周期性麻痹：较多见，多见于东方国家的青年男性患者，日本和我国较常见。发作时血钾显著降低，但尿钾不增多，发生机制可能与过多 TH 促进 Na^+-K^+-ATP 酶活性有关。发作突然，诱因多为劳累、紧张、受冷、大量进食高糖类食品或饮酒等，有时也找不到任何诱因。以双下肢麻痹为多见，个别患者可表现为四肢麻痹，严重者可表现呼吸肌麻痹。麻痹发作持续短者数十分钟，长者可达数天，可以自然缓解。以夜间或第 2 天早晨醒来后发作为多见，发作多与前一天劳累有关。发作时腱反射减退或消失，但无感觉障碍，神志是清楚的，由于患者突然不能动弹，患者感觉心悸、出汗、紧张、焦虑，甚至十分害怕。

（4）甲状腺功能亢进症伴重症肌无力：发生率约为 1%，远高于一般人群的发生率。重症肌无力主要累及眼肌，表现为眼睑下垂、眼外肌运动麻痹、复视和眼球固定等。少数也可表现为全身肌肉无力、吞咽困难、构音不清及呼吸浅短等。甲状腺功能亢进症控制后重症肌无力可减轻或缓解。

40 甲状腺功能亢进症对骨骼系统有影响吗？

甲状腺功能亢进症的骨骼系统表现基本上有两个方面：

一为骨质疏松,二为肢端病。甲状腺功能亢进症时由于甲状腺激素直接作用于骨髓,使成骨细胞和破骨细胞活性增强,骨胶原组织破坏增多,骨钙的转换率增加,血钙过高,尿钙排泄量增高,久则出现骨质疏松症。早期患者症状不多,典型患者常见骨痛,肋骨、骨盆、脊椎骨较常受累,严重患者可发生病理性骨折。X线检查可见骨密度减低,甲状腺功能亢进症治愈后多可恢复正常。

甲状腺功能亢进症肢端病较少见,是一种增生性骨膜下骨炎,特点是手指、足趾肥大粗厚,外形似杵状指和肥大性关节病变,但血液循环不增加,X线检查见病变区有广泛性、对称性滑膜下新骨形成似肥皂泡样粗糙突起。有时局部皮肤增粗增厚,发病机制不详,常与胫前黏液性水肿和浸润性突眼并存。

41 甲状腺功能亢进症对指甲有什么影响?

正常人指甲坚韧、平滑而有光泽,指甲与甲床平整紧贴,边缘光整。甲状腺功能亢进症患者指甲脆薄、萎缩,或见反甲,并可出现指甲与甲床分离。特点是指甲在甲床的附着缘由正常的凸出光整弧形变成不规则的波状,污垢深嵌于指甲与甲床之间,形成锯齿状甲沟污垢线,为甲状腺功能亢进症的特征性表现之一。

42 如何区分甲状腺功能亢进症与非甲状腺性疾病?

(1)神经官能症:此类患者有许多症状与甲状腺功能亢进症类似,如焦虑、心动过速、过分敏感、易兴奋失眠、体重减轻、乏力等。但无甲状腺肿及突眼。甲状腺功能检查正常。

（2）更年期综合征：更年期妇女有情绪不稳定、烦躁失眠、阵发性出汗、血压波动及月经不调等症状，但甲状腺不大，甲状腺功能化验正常。

（3）抑郁症：老年人甲状腺功能亢进症多为隐匿起病，表现为体虚乏力、精神忧郁、表情淡漠、原因不明的消瘦、食欲缺乏，恶心、呕吐等表现，与抑郁症相类似，测定甲状腺功能可帮助鉴别。忧郁症患者甲状腺功能正常。

（4）心血管疾病：少数患者（常为中老年人）以心血管表现为突出表现，因此，不明原因的心悸、气促、心动过速，或伴有房颤者，应查找是否存在甲状腺功能亢进症。

（5）消化系统疾病：甲状腺功能亢进症可致肠蠕动加快、消化吸收不良、排便次数增多，临床常被误诊为慢性结肠炎。但甲状腺功能亢进症少有腹痛、里急后重等肠炎表现，粪便镜检无红、白细胞。有些患者消化道症状明显，可有恶心、呕吐，甚至出现恶病质。对这些患者在进一步检查排除消化道器质性病变的同时应进行甲状腺功能检测。

43　甲状腺功能亢进症会合并糖尿病发生吗？

据统计，甲状腺功能亢进症合并糖尿病的发生率约为3.2%。多数学者认为两病有共同的遗传免疫学基础。此外，以下原因亦与之有关：①甲状腺素可促使肠道糖的吸收，加速糖原分解和糖原异生。②甲状腺功能亢进症时代谢旺盛，胰岛素降解加速，导致胰岛素相对不足。③甲状腺功能亢进症又可引起胰岛 B 细胞损害，导致胰岛素分泌减少。④甲状腺素可增强儿茶酚胺的活性，使胰岛素的释放受抑制，胰岛素水平降低；儿茶酚胺可使胰高糖素分泌增加，使血糖持续升高,导致胰腺萎缩,胰岛细胞功能衰竭。

大部分甲状腺功能亢进症伴糖尿病多因甲状腺功能亢进症未控制引起糖耐量异常,因此治疗上,首先控制甲状腺功能亢进症,用药同一般甲状腺功能亢进症,甲状腺功能亢进症得以缓解,糖代谢紊乱也能随之纠正。如不能纠正,空腹血糖和尿糖检查仍异常者,可适当服用降糖药,很少使用胰岛素治疗。治疗中应注意两者均为高代谢、高消耗性疾病,在一定疗程中(2～3 个月)要适当补充高蛋白和各种维生素,总热量可增加,必要时给予胰岛素治疗。

 44 甲状腺功能亢进症合并糖尿病患者的饮食要注意哪些?

(1)合理控制总热量:患者总热量的摄入以能维持标准体重为标准。热量的需要根据具体情况而定,肥胖患者体内脂肪细胞增多增大,对胰岛素敏感性降低,不利于治疗,所以要首先减轻体重,减少热能的摄入。消瘦者对疾病抵抗力降低影响健康,要提高热能摄入,增加体重,使之接近标准体重。甲状腺功能亢进症合并糖尿病患者,由于消耗增加,所以要适当增加热量,比单纯糖尿病患者总热量增加 10% 左右。

(2)糖类不宜控制过严:根据患者具体情况限制糖类摄入量,但不能过低。饮食中糖类过低,不易被患者接受。同时机体因缺少糖而利用脂肪代谢供给热量,更易发生酸中毒。在合理控制热量的基础上,适当提高糖类的进量,对提高胰岛素的敏感性和改善葡萄糖耐量均有一定作用。但增加糖类的含量,应保持总热量不变。若总热量增加,易导致病情恶化。

（3）蛋白质供应要充分：糖尿病造成的代谢紊乱使体内蛋白质分解加快，丢失过多，容易出现负氮平衡。另外，饮食中的蛋白质丰富，增强了机体的免疫力和抗病能力，促使机体恢复健康，所以，甲状腺功能亢进症合并糖尿病患者的饮食中，应保证优质蛋白质的供给。

（4）减少脂肪的摄入：为了预防和治疗并发症，注意合理食用脂肪。肥胖患者严格限制脂肪的摄入。必需脂肪酸是人体代谢的重要物质，须从食物中摄取。植物油是人类必需脂肪酸的重要来源，甲状腺功能亢进症合并糖尿病患者应食用植物油，尽量少食或不食动物性脂肪和含胆固醇高的食物。

（5）补充含钙质丰富的食物：糖尿病可引起矿物质和骨代谢紊乱。糖尿病患者缺少胰岛素，呈高血糖状态，大量尿糖排出时，大量钙、磷亦由尿中丢失，丢失的主要原因是由于肾小管滤过率增大，对钙、磷的重吸收减少。患甲状腺功能亢进症的患者钙和磷的排泄量增加，应增加钙磷的供给量，预防骨质疏松。所以，甲状腺功能亢进症合并糖尿病患者的饮食中，应补充钙质丰富的食物并及时补充维生素 D。

（6）注意含丰富维生素食物的供给：由于糖尿病患者限制主食和水果的摄入量，造成维生素的来源不足。所以，饮食中应增加含维生素 B_2 和维生素 B_1 丰富的食物。

（7）合理安排餐饮，科学配膳：注意主副食搭配，每餐都应有糖类、蛋白质，主食分配按早、午、晚，1/5、2/5、2/5 的比例定时定量。

45 **什么是甲状腺功能亢进症突眼？**

突眼是甲状腺功能亢进症患者特有的体征之一，分为非浸润性甲状腺功能亢进症突眼和浸润性甲状腺功能亢进症突眼。

(1)非浸润性突眼：又称良性突眼，由于交感神经兴奋眼外肌群和上睑肌所致，一般突眼度不超过 18 毫米，临床多无明显自觉症状。体征包括：①上眼睑挛缩；②眼裂增宽；③上眼睑移动滞缓：眼睛向下看时上眼睑不能及时随眼球向下移动，可在角膜上缘看到白色巩膜；④瞬目减少和凝视；⑤向上看时，前额皮肤不能皱起；⑥两眼看近物时，辐辏不良。甲状腺功能亢进症控制后能自行恢复，预后良好。

(2)浸润性突眼：Graves 病所特有，为眶内和球后组织体积增加、淋巴细胞浸润和水肿所致。患者常有明显的自觉症状，如畏光、流泪、复视、视力减退、眼部胀痛、刺痛、异物感等。突眼度一般在 18 毫米以上。重者可出现全眼球炎，甚至失明。浸润性突眼的轻重程度与甲状腺功能亢进的程度无明显关系。

突眼与甲状腺功能亢进症出现的时间可以不一致。只有约 25% 的患者两者同时出现，另有患者突眼先于甲状腺功能亢进症出现，时间 6 个月甚至 4 年。还有患者突眼滞后于甲状腺功能亢进症出现，时间亦 6 个月甚至 4 年。甚至有甲状腺功能正常的 Graves 眼病，但这类患者虽然其甲状腺激素水平不高，如果检查甲状腺功能的其他指标，如兴奋或抑制试验、有关抗体的检测等，仍能发现甲状腺功能紊乱的证据。

Mourits 根据 Graves 眼病常见的临床表现,如眼睛的疼痛、眼睑充血肿胀的程度、眼球活动、视力功能受损等情况,设计了判断眼病病情的"临床活动性评分方法(CAS)"(见下表),其在指导眼病的临床治疗及预后的判断上具有一定的意义。

甲状腺功能亢进症突眼的 CAS 评分

评分标准	计分*
眼痛,眼球或球后的压迫感	1 分
企图上下侧方注视时疼痛	1 分
眼睑发红	1 分
结膜弥漫发红	1 分
眼睑水肿	1 分
泪阜肿胀	1 分
近 1～3 个月眼球突出 2 毫米或以上	1 分
近 1～3 个月视力下降	1 分
近 1～3 个月眼球活动减弱 5 度或以上	1 分

＊. 临床活动性分值为各项表现之和,CAS 分值 4 分或以上为活动性指标

46 甲状腺功能亢进症好转后,为什么突眼仍未改善?

眼球突出是甲状腺功能亢进症的伴随症状,这是由于疾病导致眼睛内部肌肉和脂肪水肿。我们知道,并非所有甲状腺功能亢进症患者都有颈部肿大。眼球突出也一样,并非所有甲状腺功能亢进症患者都会有眼球突出的表现。此外,眼球是否突出也不能作为甲状腺功能亢进症严重与否的判断

标准。

突眼也分良性和恶性。良性突眼的患者单纯眼球突出，双眼凝视，有惊恐的眼神；恶性突眼患者有怕光、流泪、视力减退(重影)等症状，有时眼睛会感到肿痛或刺痛，好像眼睛里有异物，严重时眼睛不能闭合，甚至角膜会出现溃烂引起失明。

在甲状腺功能亢进症治疗中，有时会出现甲状腺功能亢进症病情进展良好，而眼部症状完全未好转，甚至反而加重的情况，也有些患者在甲状腺功能亢进症治愈后很多年又出现突眼。因此，有专家提出，仅治疗甲状腺功能亢进症是无法治愈眼球突出的。

突眼与甲状腺功能亢进症不是平行发生的，有的与甲状腺功能亢进症同时发生，有的发生在甲状腺功能亢进症治愈后，也有的出现在甲状腺功能亢进症发生前。所以要正确分析和判断，适时采取治疗措施。

 47 甲状腺功能亢进症有哪些皮肤变化？

(1)甲状腺功能亢进症由于基础代谢率增高、周围血管扩张和血流增加，常出现皮肤温度升高，甚至面部潮红。同时汗液分泌增加，皮肤潮湿、光滑细腻，缺乏皱纹。

(2)部分患者面部和颈部可呈红斑样改变，触之退色，尤以男性多见。

(3)多数患者皮肤色素正常，少数可出现色素加深或色素减退，毛发稀疏脱落，少数患者可出现白癜风或斑秃。

(4)甲状腺功能亢进症时约 5% Graves 病患者可有典型局限性黏液性水肿，常与浸润性突眼同时或之后发生，有时不伴甲状腺功能亢进症而单独存在。是本病的特异性表现之一,多见于胫骨前下 1/3,有时可扩展到足背、膝部、足趾背侧、踝部的摩擦部位和足部损伤处,少数可发生于手背、头、面、腹部和瘢痕部,病变常呈对称性。局部皮肤增厚粗糙,皮肤表现为大小不等的斑块样结节,界限清楚,隆起皮肤表面 3～10 毫米,表面凹凸不平,压之无凹陷,色泽不一,象牙色或棕褐色等,表面和周围汗毛长而浓密,毛囊粗大呈橘皮状,感觉减退或过敏,可有继发感染和色素沉着。一般无自觉症状,偶感发痒和烧灼感,病变范围较广者,小腿表现如象皮肿。

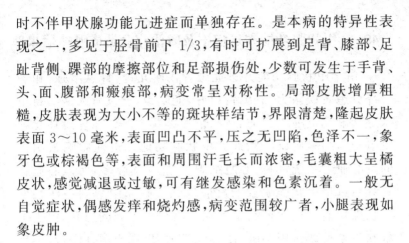

48 甲状腺功能亢进症与白癜风之间有关系吗?

18％的甲状腺功能亢进症患者合并白癜风,5％～10％的甲状腺功能亢进症患者中出现白癜风,可出现在甲状腺功能亢进症前后。白癜风与甲状腺功能亢进症的关系之间并没有必然性,但是两者都属于自身免疫性疾病,可能有部分免疫机制参与发病。在一些人体异常的指标上具有互相参考的价值。因此对于有白癜风家族遗传史的朋友来说,出现甲状腺功能亢进症可能是白癜风的一个预兆。

具体的皮损表现为色素完全脱失,呈乳白色,色斑边界清楚,色素沉着增加。色斑可发生在任何部位,常见于指背、腕、前臂、面、颈部、生殖器等,白斑中毛发可脱色,也可正常,白斑大小形态各异。值得注意的是甲状腺功能亢进症治疗后病情改善时,白癜风并不消失。

49 甲状腺功能亢进症不及时治疗会造成哪些后果？

　　由于甲状腺功能亢进症患者代谢亢进，食欲增强，相当一部分患者误认为"只要胃口好，能吃饭，就没有大病"，将甲状腺功能亢进症引起的心悸、消瘦解释为"累了，休息休息就没事了"，结果延误了治疗。甲状腺功能亢进症影响最明显的是心血管系统，因为心肌细胞上 T_3 受体较多，所以心血管系统对过量甲状腺激素的反应较强。临床中遇到一些长期甲状腺功能亢进症控制不满意或治疗不正规的患者，由于甲状腺激素长期作用心脏，使心脏扩大，出现心房纤颤，甚至出现心力衰竭而死亡。

　　甲状腺功能亢进症控制不好的患者，蛋白质和钙磷代谢负平衡，容易发生骨质稀疏，患者主诉骨痛、腰痛，腰椎摄片可有压缩性骨折，摔跤跌倒后容易发生骨折。

　　长期甲状腺功能亢进症控制不好的患者，全身各个脏器均可受到影响，严重者可发生脏器功能衰竭、全身营养不良，很容易发生感染，在外因（感染、劳累、各种应激）作用下会发生甲状腺功能亢进症危象，表现为高热、腹泻、谵妄甚至昏迷，合并心力衰竭、休克和黄疸者预后不佳，死亡率较高。

　　甲状腺功能亢进症患者常合并甲状腺相关性眼病，甲状腺功能亢进症和甲状腺相关性眼病的关系虽然不是因果关系，但它们之间关系密切，控制好甲状腺功能亢进症对甲状腺相关性眼病的恢复十分有益，甲状腺功能亢进症控制不好常会加重甲状腺相关性眼病的病情，而眼病的病因不清，又无特异有效的治疗方法，所以临床上对甲状腺功能亢进症合并甲状腺相关性眼病的患者治疗的重点是控制甲状腺功能在正常范围。

50　哪些人群易患甲状腺功能亢进症？

　　甲状腺功能亢进症患者女性多于男性，并且在青春期、妊娠及绝经期表现明显。有甲状腺功能亢进症家族史的人群易得甲状腺功能亢进症。神经精神因素也能诱发甲状腺功能亢进症，故总是精神抑郁、神经紧张的人也容易得甲状腺功能亢进症。

51　生气能诱发甲状腺功能亢进症吗？

　　"生气"是人们对精神刺激的通俗说法，不少甲状腺功能亢进症患者在就诊时常叙述"生气"之后患病。医学研究表明：长期的精神创伤，强烈的精神刺激，如悲哀、惊恐、悲愤、紧张、忧虑等常可促发甲状腺功能亢进症。有人发现在战争年代和自然灾害地区甲状腺功能亢进症的患病率显著增加。有人统计365例甲状腺功能亢进症患者的发病因素中，80%均有精神刺激。新近国外有人研究了相关日常生活事件和甲状腺功能亢进症发病之间的关系，对新诊的208例甲状腺功能亢进症患者与320例的对照组进行了比较。结果表明，甲状腺功能亢进症患者在发作前12个月内经历了较多的紧张性事件。

　　为什么精神刺激能诱发甲状腺功能亢进症呢？确切的发病机制尚不明了。有人认为这种患者甲状腺本身已有缺陷，平时不出现甲状腺功能亢进症，遇到精神刺激后诱发本病。也有人认为精神刺激是甲状腺功能亢进症的始动因子。近来的资料表明，心理紧张可致免疫系统功能改变，肾上腺皮质激素和交感神经系统的改变可能是紧张所致免疫抑制效应的中间环节。也有人提出精神创伤使中枢神经系统和下丘脑-垂体-肾上腺轴功能紊乱,机体的免疫监视能力降低,TSI(甲状腺刺激免疫球蛋白)产生增多,进而发生甲状腺功能亢进症。

52　甲状腺功能亢进症患者能吃加碘盐吗?

在门诊经常会有患者询问:"医生,我得了甲状腺功能亢进症,能不能吃加碘盐?"医生的回答是明确的:"甲状腺功能亢进症患者是可以吃加碘盐的,加碘盐是安全的。"碘是身体的必需元素,我们身体不能制造碘元素,必须靠外界摄取,缺乏碘就会得碘缺乏病。甲状腺功能亢进症患者虽然功能亢进,仍然需要甲状腺激素,需要制造甲状腺激素的原料——碘。我们国家是一个碘缺乏比较严重的国家,为了花较少的财力得到较多的效应,为了最大范围内保障防治碘缺乏病,国家采取了全民供给加碘盐的政策,目前我们国家推行的食盐加碘计划中规定的盐与碘之比为 14 000:1,每吨盐中加50 克碘酸钾,考虑从生产到销售的损失,按每人每天消耗食盐 10 克计算,每人每天从加碘盐中摄取 200 微克碘,再去除烹调时的损失,估计我们每天从食盐摄取的碘只有 70~105微克,食盐中的碘含量是不会影响甲状腺的功能,是安全的。所以甲状腺功能亢进症患者不必忌讳加碘盐,只是不要进食含碘量高的食品和药品。

但是在治疗甲状腺功能亢进症时,常告诫患者避免含碘丰富的食物和药物。因为甲状腺功能亢进症患者如果进食了大量的碘,甲状腺就会变硬,抗甲状腺药物剂量会增大,甲状腺功能亢进症患者控制有困难,甲状腺功能亢进症治疗的疗程就要延长。

53 甲状腺功能亢进症患者能吃海带、紫菜吗?

海带、紫菜中含有丰富的碘,吃了会使甲状腺激素水平进一步升高,加重甲状腺功能亢进症症状。此外,鲜带鱼、蚶干、蛤干、干贝、淡菜、海参、海蜇、龙虾等,含碘量也非常高,甲状腺功能亢进症患者不宜食用。

54 甲状腺功能亢进症容易复发吗?

甲状腺功能亢进症的自然病程为 1～2 年。现在,药物治疗方法只能控制其发展,使其顺利度过自然病期,所以疗程要长,需 2～3 年。尽管如此,轻型患者仍有 25％复发,重型 50％复发。复发患者治疗后,再度复发率高达 75％。故甲状腺功能亢进症治疗的方法选择、疗程确定,都是以如何降低复发率、提高治愈率为目的的。

55 诱发甲状腺功能亢进症复发的因素有哪些?

甲状腺功能亢进症复发是指按正规治疗 2 年以上,达到治愈标准,停药后病情再现而言。有些患者病情时好时坏,是病情反复,不时复发。

最常见的原因是药量不足、疗程不够,病情好转就停药,病情加重再服药,如此反复长期不愈。下列因素可诱发甲状腺功能亢进症复发。

(1)感染:感冒、扁桃体炎、腹泻。

（2）不幸遭遇：如外伤、车祸、亲人亡故等。

（3）精神生理因素：如高考、转学、月经期、妊娠。

（4）饮食不节：过度饮酒、吸烟，长期吃含碘较多的食物或药品。

①青年女性，甲状腺Ⅲ度肿大，杂音明显，长期不消失。

②甲状腺功能在正规治疗 2 个月以上，仍达不到正常水平，特别是 T_4 正常后 T_3 仍持续不降者（称为 T_3 优势甲状腺功能亢进症）。

③减量期药量较大，稍微减量，甲状腺功能就上升。

④有甲状腺功能亢进症家族史，工作紧张得不到休息，或经常值夜班。

⑤甲状腺功能亢进症治愈后需要停药时，甲状腺功能 T_3（纳克/毫升）/T_4（微克/毫升）＞20，有 87.5％的人停药 3～12 个月后复发，或促甲状腺刺激抗体（TS-Ab）阳性者。目前认为，只要 TS-Ab 阳性就不能停药，否则极易复发。

56　如何预防甲状腺功能亢进症复发？

药物治疗要足量按疗程服用，每个月查甲状腺功能 1 次，半年后每 2～3 个月查 1 次。根据症状和甲状腺功能调节药量。在治愈停药后，最好每隔 3～6 个月，再服用 1 个月的抗甲状腺药物维持量，同时服用甲状腺素片，对甲状腺功能亢进症复发者更应如此。甲状腺素片有防复发、防突眼、防甲状腺肿大的作用。遇有情绪波动、环境剧烈变化时，应随时加服 1 个月。有条件的患者要测定 TS-Ab，只要阳性就不可停药。轻型复发患者可以继续用抗甲状腺药物治疗，不过疗效不及初治好，疗程还须延长到 3 年以上。

甲状腺肿大在 3 度以上的复发患者,最好手术治疗,治愈率可达 90%。若手术后再复发,轻者仍可用抗甲状腺药治疗,但须长期服用,直到 TS-Ab 阴性再停药。

放射性碘治疗,最适合于药物、手术治疗后复发的患者。若经过放射性碘治疗后再度复发,因甲状腺受到放射线损伤,组织结构发生变化,不宜再行手术治疗,可用抗甲状腺药物治疗。

57 怀疑甲状腺功能亢进症应做哪些进一步检查?

在临床上,甲状腺功能亢进症患者的表现并不典型,也就是说出现甲状腺功能亢进症表现者,未必是得了甲状腺功能亢进症;反之,也不是每个甲状腺功能亢进症患者必然出现全部典型症状。因此,除了根据病情做出基本判断,还需要依靠各种实验室检查帮助确诊或排除,这样才能保证不会误诊。那么,确诊甲状腺功能亢进症到底需要哪些检查呢?

(1)基础代谢率:这是一项很古老的检查项目,影响因素较多,精确度不高,但可用于患者粗略地自我评价。方法很简单:晚餐后不再进食(即禁食 12 小时),次晨醒来,不起床活动,空腹静卧测量脉搏次数(脉率)和血压。按下列公式计算:

基础代谢率=[脉率+(收缩期血压-舒张期血压)]-111

注意:脉率为每分钟脉搏的次数;血压以毫米汞柱为单位。正常值为-10%～+15%。如发现基础代谢率升高,则更应及早进行进一步的检查。

(2)血清 T_3、T_4 测定:测定它们在血清中的浓度能比较准确地反映甲状腺的功能是否正常。若 T_3、T_4 都升高,表示甲状腺功能处于亢进状态;若两者都降低,则表示甲状腺功能低下。但也有两者不一致的情况:T_3升高,T_4正常,说明可能是 T_3 型甲状腺功能亢进症;T_3升高,T_4正常而以后随之逐渐升高,见于甲状腺功能亢进症起病早期或原已好转的病再度复发;T_3正常或稍高,T_4降低,见于切除甲状腺后或单纯性地方性甲状腺肿。根据血清 T_3、T_4 浓度评估甲状腺功能时,须结合全身状况和其他检查综合分析。

(3)碘-131 吸收率。通过口服碘-131 后测定甲状腺对其摄取的数量而判断疾病。甲状腺功能亢进症时,3 小时摄取率＞25％;24 小时摄取率＞45％,而且摄取高峰前移。此法诊断的符合率达 90％。但碘-131 的摄取率受药物等因素影响,诊断前需排除干扰因素的影响。为避免放射核素对胎(婴)儿的影响,孕妇和哺乳期妇女忌行此项检查。

58 临床甲状腺功能亢进症的诊断标准有哪些?

临床甲状腺功能亢进症的诊断:①有高代谢的症状和体征(如多食易饥、怕热、心率增快、消瘦等);②有甲状腺肿和(或)甲状腺结节,少数患者甲状腺可无甲状腺肿及结节;③血清激素水平的检测有助于确诊甲状腺功能亢进症:怀疑患甲状腺功能亢进症的患者,应进行甲状腺功能测定,包括血清甲状腺激素水平和血清 TSH 水平,甲状腺功能亢进症时血清甲状腺激素水平升高(即 TT_4、TT_3、FT_4、FT_3升高),一般的甲状腺功能亢进症患者 TSH 均降低(＜0.1 百万国际单位/升),但垂体性甲状腺功能亢进症 TSH 不降低或升高。

59 **哪些辅助检查可帮助判断甲状腺功能亢进症的病因？**

（1）甲状腺自身抗体测定：甲状腺刺激抗体（TSAb）是TSH 受体抗体（TRAb）的一种，是 Graves 病的致病性抗体，临床上较少检测 TSAb，通常进行的是 TRAb 的测定，如果TRAb 阳性，说明甲状腺功能亢进症的病因是 Graves 病。此外，还有两种自身抗体，分别是甲状腺过氧化物酶抗体（TPOAb）和甲状腺球蛋白抗体（TgAb），Graves 病患者中这两种抗体阳性率也较高，即如果这两种抗体阳性，则支持甲状腺功能亢进症的病因是自身免疫性甲状腺疾病（如Graves 病）导致的。

（2）甲状腺超声：Graves 病表现为甲状腺弥漫性肿大，CDFI 显示血供丰富呈"火海征"。高功能腺瘤在甲状腺超声检查中可以发现甲状腺腺瘤，毒性多结节性甲状腺肿在超声检查中可以发现甲状腺多发性结节。

（3）甲状腺核素显像：对自主高功能腺瘤和多结节性甲状腺肿伴甲状腺功能亢进症意义较大，有功能的结节为"热"结节，周围和对侧甲状腺组织受抑制或不显像。

（4）甲状腺碘-131 摄取率测定：甲状腺本身功能亢进时（如 Graves 病和毒性多结节性甲状腺肿），碘-131 摄取率增高，摄取高峰提前出现；破坏性甲状腺毒症（如亚急性甲状腺炎、安静型甲状腺炎、产后甲状腺炎等）碘-131 摄取率降低；碘甲状腺功能亢进症时碘-131 摄取率也可降低。

（5）红细胞沉降率测定：亚急性甲状腺炎（典型表现为发热、颈部疼痛及甲亢症状）时明显升高。

60 **什么是甲状腺摄碘率检查?**

正常甲状腺具有选择性摄取和浓聚碘的功能。放射性核素碘-131的生化性质与稳定碘相同,碘-131摄取率检查,就是通过口服碘-131,让其被甲状腺上皮细胞摄取,参与甲状腺激素的合成和释放,然后在体外利用甲状腺功能探测仪测定甲状腺内碘-131的数量和排泄速度,以判断甲状腺的合成、释放功能。以下人群需要做甲状腺摄碘率检查。

(1)甲状腺功能亢进或甲状腺功能减退的患者。

(2)准备进行碘-131治疗的甲状腺功能亢进症患者。通过该检查,了解其摄碘率和有效半衰期,以便正确估计用碘-131剂量。

(3)诊断亚急性甲状腺炎。

(4)鉴别诊断高碘和缺碘性甲状腺肿。

甲状腺摄碘率主要受垂体促甲状腺激素的影响,促甲状腺激素越高,甲状腺摄碘率越高;促甲状腺激素越低,甲状腺摄碘率越低。

甲状腺摄碘率还明显受到每天摄碘量的影响。当摄入的碘越多,血液碘浓度越高,则甲状腺摄碘率越低;反之,摄入碘越少,血液碘浓度越低,甲状腺摄碘率越高。机体正是依靠这种补偿机制,防止因摄入碘过多或过少而引起甲状腺产生甲状腺激素过多或过少。

导致甲状腺摄碘率降低的因素较多,但使甲状腺摄碘率升高的因素却很少见。日常生活中,许多食物和药物均可抑制甲状腺对碘-131的摄取功能,其抑制作用强弱和持续时间不一。一般使用时间越长,剂量越大,影响时间越长。由

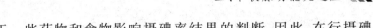

于一些药物和食物影响摄碘率结果的判断,因此,在行摄碘率测定前应详细向患者询问清楚,以免造成分析错误。

61 甲状腺摄碘率检查前应注意什么?

在检查甲状腺摄碘率之前应禁食含碘丰富的食物(如海带、紫菜、发菜、干贝、苔菜、海虾、海鱼等海产品)2~4周。如果吃含碘药物(如复方碘液、碘化锌、胺碘酮、碘含片)应根据服药剂量大小、时间长短,停药2~3个月或2~3周才能做甲状腺摄碘率检查。如果服用含碘中药(如海藻、昆布、香附、夏枯草、丹参、浙贝、玄参、连翘、川贝等)则须停药1个月以上方可做此检查。如果做过碘油造影,其后1~5年不宜做此检查。如果须同时做甲状腺碘扫描,须先做甲状腺摄碘率检查,然后再做扫描。若先做了甲状腺碘扫描,须间隔3个月以后才能做摄碘率检查。此外,甲状腺制剂、抗甲状腺药物、泼尼松、含溴药物均可影响此检查结果,如果用了这些药物,则须停药2个月以上方可做甲状腺摄碘率检查。孕妇或哺乳妇女禁忌进行甲状腺摄碘率检查。

62 孕妇或哺乳妇女能否做甲状腺摄碘率检查?

碘-131在衰变过程中放射出 β 与 γ 射线。孕妇或哺乳妇女接受碘-131后,母亲体内的碘-131可经胎盘或乳汁进入胎儿或婴儿的体内。由于胎儿的甲状腺在第12周就有摄碘的功能,放射性碘可能对胎儿或婴儿的甲状腺造成不良影响。而甲状腺激素对胎儿的生长发育、神经发育分化有十分重要的意义,故甲状腺摄碘率测定对孕妇和哺乳妇女属于绝对禁忌证。在选择此项检查时,必须先问清女性患者的月经史和哺乳情况,以免对胎儿造成不可挽救的影响。

 63　测定促甲状腺受体抗体(TR-Ab)有什么意义?

(1)TR-Ab 是诊断 Graves 病的重要指标。

(2)有助于甲状腺功能亢进症与亚急性甲状腺炎患者相鉴别,如亚急性甲状腺炎患者此指标不高。

(3)提示治疗效果及预后判断,TR-Ab 高提示治疗效果差,预后不好。

(4)提示复发概率,TR-Ab 越高,表示甲状腺功能亢进症越容易复发。

(5)孕妇若 TR-Ab 高,胎儿发生甲状腺疾病的风险高。

 64　老年人甲状腺功能亢进症的诊断依据是什么?

老年人甲状腺功能亢进症的患病率为 $0.4\% \sim 2.3\%$,占所有甲状腺功能亢进症患者的 $10\% \sim 15\%$,女性高于男性。由于进入老年后,甲状腺腺体逐渐衰退萎缩,甲状腺功能亢进症时血中甲状腺激素不一定明显升高,因此,老年人甲状腺功能亢进症的临床表现常不典型,极易漏诊、误诊。对老年人甲状腺功能亢进症的诊断程序如下。

(1)仔细了解患者症状,认真进行体格检查。凡临床有高代谢及循环、神经、消化等系统功能亢进表现的,即使无甲状腺肿大,也应警惕甲状腺功能亢进症的可能。

(2)做相应的实验室检查,包括血 T_4、T_3、FT_4、FT_3 及 TSH 测定,以及甲状腺碘摄取率检测。

(3)对有明显甲状腺功能亢进症者,应测定血中抗甲状腺抗体、肝功能及白细胞计数。

（4）甲状腺有结节者，应做甲状腺核素显像和（或）B型超声检查。

（5）有气管受压者，做颈部正侧位 X 线片；疑有胸骨后甲状腺肿者，做食管的吞钡检查，必要时做 CT 检查。

65 什么情况下应警惕老年人甲状腺功能亢进症的可能？

老年人甲状腺功能亢进症的表现较为隐匿，因此 55 岁以上有下列表现时，宜做有关甲状腺功能亢进症的检查，以减少误诊。

（1）长期反复阵发性心悸、胸闷，特别是出现原因不明的房颤。

（2）出现不可解决的慢性腹泻、乏力、体重下降者。

（3）有焦虑、神经过敏，或淡漠、忧郁，但对症治疗又无效者。

（4）有低血钾麻痹反复发作者。

（5）睡眠时心率仍快者。

临床实践表明，甲状腺功能亢进症如能及早发现，大多可以治愈。而如果不能及早发现，听任发展，则会引起严重后果。

66 治疗甲状腺功能亢进症的药物有哪些？

甲状腺功能亢进症药物治疗的适应证：①几乎适用于各种年龄的甲状腺功能亢进症，包括儿童、青年、中年或老年甲状腺功能亢进症；②妊娠合并甲状腺功能亢进症；③适用于不能手术或核素治疗的甲状腺功能亢进症；④甲状腺功能亢进症手术治疗前的准备;⑤甲状腺功能亢进症危象患者。如果患者的情况符合用药治疗,就得搞明白自己吃的药物的"真面目"。治疗甲状腺功能亢进症的药物有很多种,主要分为主药和辅药两大类。这里简单介绍一下。

(1)主药

①硫脲类(如丙硫氧嘧啶、甲硫氧嘧啶)和咪唑类(如甲巯基咪唑、卡比马唑):这两类药是目前使用最广的药物,它们的作用很相似,既能抑制甲状腺激素的生成,又可以改善免疫监控的功能,对甲状腺功能亢进症的长期缓解帮助非常大。丙硫氧嘧啶还可以使体内 T_4 转换成 T_3,可作为重症甲状腺功能亢进症和甲状腺功能亢进症危象的首选药。

②碘化物(包括复方碘液及碘化钠):这种药物常用于甲状腺功能亢进症危象,能抑制甲状腺素的释放,迅速减轻甲状腺毒症。

③碳酸锂:主要用于甲状腺功能亢进症合并白细胞减少的患者及碘-131 治疗前的准备,不良反应有精神抑郁,对肾小管也有损害,使用时要严格按照说明使用剂量来执行。

(2)辅药:抗甲状腺药物因为显效较慢,所以患者在治疗初期和减量期仍然会出现甲状腺功能亢进症症状。这时候,需要应用一些辅助药物,常用的如下。

①治疗心脏病症状的药物:一般在药物治疗初期和抗甲状腺药物同时应用,如普萘洛尔等,可以缓解心悸、心动过速、精神紧张、多汗等症状,但是心率过慢或妊娠期甲状腺功能亢进症应禁用。

②甲状腺片或优甲乐:一般用于药物减量阶段和维持阶段,这时患者可能出现甲状腺功能减退症症状,可避免甲状

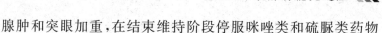

腺肿和突眼加重,在结束维持阶段停服咪唑类和硫脲类药物后再应用这些药物可以有效减少甲状腺功能亢进症复发。

③糖皮质激素:如泼尼松和地塞米松。其中泼尼松主要用于缓解重症甲状腺功能亢进症症状,缓解严重的并发症和药物不良反应。地塞米松主要用于甲状腺肿大明显的甲状腺功能亢进症,皮肤黏液性水肿的甲状腺功能亢进症也常用此类药物。

④镇静药:如地西泮等,可用于缓解患者紧张、焦虑、失眠。

⑤其他药物:常用的辅助药物还有维生素 B_4、维生素 B_1、复合维生素 B、三磷腺苷、肌酐等。

67 甲状腺功能亢进症患者是否都可以服用硫脲类药物?

原则上所有甲状腺功能亢进症的患者都可以使用硫脲类药物进行治疗,但甲状腺功能亢进症是由多种原因引起的,所以使用此类药物治疗甲状腺功能亢进症,有时只是在疾病的某一阶段起主要作用或辅助作用。如毒性甲状腺腺瘤及卵巢甲状腺肿伴甲状腺功能亢进症等,当疾病过程中出现高代谢症候群时,根据需要才使用硫脲药物配合治疗。硫脲类药物用于临床的适应证有以下 5 个方面。

(1)病情较轻,甲状腺轻至中度肿大的患者。

(2)年龄在 20 岁以下,孕妇、年迈体弱或合并严重心、肝、肾等病不宜手术者。

(3)用作本病手术前的准备。

(4)甲状腺次全切除后复发而不宜用碘-131 治疗者。

（5）作为放射性碘治疗前后的辅助治疗。

甲状腺功能亢进症患者有下列情况者也可考虑其他疗法：①对硫脲类药物有严重过敏反应或毒性反应者；②周围白细胞计数持续低于 $3×10^9$/升，同时中性白细胞分类小于 0.50 者；③抗甲状腺药物正规治疗后又复发者；④甲状腺压迫附近器官和胸骨后甲状腺肿的患者；⑤哺乳期甲状腺功能亢进症患者和结节性甲状腺功能亢进症患者。

68 丙硫氧嘧啶和甲巯咪唑有什么区别？

硫脲类药物可分为硫氧嘧啶类和咪唑类。目前临床常用的是硫氧嘧啶类中的丙硫氧嘧啶（PTU）和咪唑类中的甲巯咪唑（MM）。这两种药物在不同地区、不同医生之间，依据其习惯和经验而有其不同的选择。在美国常选用 PTU，而在欧洲首选 MM 更多，在我国两者均有使用。

（1）丙硫氧嘧啶和甲巯咪唑的区别

①半衰期：PTU 约 1 小时，MM 6～8 小时。

②与血浆蛋白结合：PTU 结合，MM 不结合。

③胎盘渗透情况：PTU 低渗透，MM 渗透性高。

④药物剂型：PTU50 毫克/片，MM5 毫克、10 毫克/片。

⑤药物用量：PTU，每 8 小时 1 次，MM 每天 1～2 次。

⑥致白细胞减少的不良反应：MM 多于 PTU。

（2）具体选择的方法

①PTU 可抑制外周组织 T_4 转化成 T_3，故在严重病例和甲状腺功能亢进症危象时首选 PTU。

②PTU 起效快，适用于甲状腺功能亢进症危象。

③MM 作用强，作用缓慢而持久，这种作用在甲状腺功

能亢进症治疗的初治期和减量期(每天口服 3 次药)的优势作用并不明显,但在维持期,每次 1～2 片,每日 1 次,甚至到了每 2 天口服 1 片药的维持阶段,MM 作用缓慢而持久的优势就显示出来了,而 PTU 因起效快、作用短暂而不能覆盖全部给药间歇期。

④当给予常规剂量的 MM 或 PTU 治疗时,两者的抗甲状腺作用是大致相同的。MM 所引起的皮疹及白细胞减少的不良反应较 PTU 更为常见。在临床应用时,要根据具体情况选择药物。如对于轻、中度的甲状腺毒症可选用每日单一剂量的 MM 投药方法;而对于需要更快缓解甲状腺毒症的患者,可采用 PTU 每日 600 毫克的剂量给药。

69 口服治疗甲状腺功能亢进症药物应注意什么?

在服用治疗甲状腺功能亢进症药物治疗过程中,患者应坚持按医嘱服药,不可随意中止,除非有明显的停药指征,可以在医生的指导下停药。患者应保持随诊,在服用甲状腺功能亢进症药物过程中遵医嘱调整剂量。如剂量过大,可引起甲状腺功能减退,反而使甲状腺肿大,并对突眼不利;如剂量过小,则甲状腺功能亢进症不能控制。在抗甲状腺药物治疗过程中常有一些毒性反应发生,须引起注意。较常见的不良反应是引起皮疹、肝功能损害和粒细胞缺乏,特别是在用药最初 3 个月内,主要表现为肝转氨酶及胆红素增高,中性粒细胞减少或粒细胞缺乏。若定期检测肝功能和血常规,就可以及时发现药物不良反应,及早予以处理,否则严重肝损伤可以诱发肝衰竭,严重粒细胞缺乏可以导致严重感染、多脏器衰竭,甚至危及生命。因此,在治疗的前 3 个月,每 1～2

周检查 1 次血常规是非常必要的,当白细胞少于 $3.0\times10^9/$升或中性粒细胞少于 $1.5\times10^9/$升时应及时停药。虽然,大多数患者粒细胞缺乏发生在药物治疗早期,但仍有少数患者其粒细胞缺乏发生在治疗的中后期,且发病突然,无任何预知性。因此,甲状腺功能亢进症患者如果出现发热、咽痛、咳嗽等感染症状,应立即就医,检查血常规,除外粒细胞缺乏引起的感染可能。在用药最初 3 个月内检测肝功能和血常规是很重要的。值得一提的是,甲状腺功能亢进症复发的患者,即使原来服用的药物没有任何不良反应,但重新服药后也有可能发生粒细胞减少和肝功能异常,同样需要监测肝功能和血常规。

 70 **服用治疗甲状腺功能亢进症药物可能有哪些不良反应?**

抗甲状腺药一般没有严重的不良反应,少数患者服用可能产生如下不良反应。

(1)一般反应:包括厌食、呕吐、腹痛、腹泻等胃肠道反应,还有关节疼痛、发热等。个别表现转氨酶升高,严重者有中毒性肝炎。

(2)过敏反应:皮肤瘙痒、荨麻疹、药物热等过敏反应发生率为 $1\%\sim5\%$,减药后继续服药和(或)加服抗过敏药物,多数能缓解和耐受,个别严重者表现为药物引起的剥脱性皮炎,此时应立即停药。

(3)白细胞减少:常发生在用药 $1\sim3$ 个月,当然,其他时候也可能发生。所以,在治疗阶段每 2 周左右检查 1 次血白细胞计数和分类,如果出现白细胞或中性粒细胞总数明显下降的情况,应停药观察,并采取措施将白细胞升上去,平时可以用维生素 B_4、升白安、利血生等升白细胞药物预防。如果患者的中性粒细胞低于 1.0×10^9/升,要立即抢救。

(4)药物性甲状腺功能减退症:在抗甲状腺药物治疗的过程中,由于减药不及时,一些患者会出现一过性药物性甲状腺功能减退症,表现为甲状腺肿大、手足水肿、怕冷等症状,及时减药或同时加服甲状腺片可以避免药物性甲状腺功能减退症,不需停药。药物性甲状腺功能减退症是暂时的,减药或停药后,药物性甲状腺功能减退症可以缓解,但也有极少数患者出现永久性甲状腺功能减退症,即使停药也不能缓解甲状腺功能减退症,这些患者可能实际上为慢性甲状腺炎致甲状腺功能亢进症,即使不进行抗甲状腺药物治疗也会出现甲状腺功能减退症,永久性甲状腺功能减退症并非为抗甲状腺药物本身引起。

(5)精神问题:如服用碳酸锂会导致患者精神抑郁。此外,疾病长期难愈对于患者来说也是一种较大的心理负担,若不注意疏解,容易导致焦虑、烦躁等精神方面的问题。

对于这些情况,患者有时难以察觉,从而贻误病情。所以,定期复诊的其中一个重要意义也在于此——早期发现,就能早期处理,也就能更顺利地完成治疗。

71 甲状腺功能亢进症患者病情好转可停药吗?

甲状腺功能亢进症患者一般不需要终身服药,但甲状腺功能亢进症患者选择碘-131治疗后引起的甲状腺功能减退症需要终身补充甲状腺素。服用抗甲状腺药物后,虽然能在 $2\sim3$ 个月内甲状腺功能恢复正常,但是甲状腺刺激性抗体转为阴性却需要较长时间。甲状腺刺激性抗体是导致 Graves 病的主要根源,如果抗体持续阳性的会导致甲状腺容易复发。因此,甲状腺功能亢进症患者甲状腺功能正常后不能擅自停药,患者如果想停药,必须满足一定的"安全条件"。

(1)甲状腺功能亢进症症状缓解,甲状腺缩小,突眼症状改善。

(2)甲状腺功能恢复正常,甲状腺刺激性抗体转为阴性。

(3)疗程足,药物最小维持量治疗至少达 1.5 年以上。若达不到这些要求,应延长抗甲状腺药物治疗的时间。用药方式不当,药物减量过快,间断用药或停药过早,是导致病情反复最常见的原因。

在停药后 3 个月至 1 年内,甲状腺功能亢进症很容易复发。不少患者根据症状轻重擅自决定是否服药,这样做是完全错误的。为减少复发,在甲状腺功能恢复正常后,应继续维持量用药,并在医生指导下安全停药。

 72 放射性碘治疗甲状腺功能亢进症的原理是什么,有哪些优点?

放射性碘-131 治疗甲状腺功能亢进症的目的是破坏甲状腺组织,减少甲状腺激素的产生。由于甲状腺有浓集碘的功能,放射性碘-131 与碘的化学性质是相同的,放射性碘-131 在甲状腺内被浓集后,放出大量的 β 射线(90% 以上),β射线能量很低,射程很短,仅为 0.5～2.2 毫米,用一张纸就可以挡住,因为甲状腺滤泡直径小于 β 射线射程,β 射线只对甲状腺滤泡细胞有破坏,不会穿透甲状腺包膜损伤甲状旁腺或周围组织,而甲状腺功能亢进症对碘-131的摄取率是高的,功能亢进的甲状腺滤泡上皮细胞对放射线是敏感的,大量的碘-131浓集在甲状腺内,而大量的β射线可以破坏亢进的甲状腺滤泡上皮细胞而不影响邻近组织,甲状腺组织能受到长时间的集中照射,其腺体被破坏后逐渐坏死,代之以无功能的结缔组织,从而降低甲状腺的分泌功能,使甲状腺功能亢进症得以治愈,达到类似甲状腺次全切除的目的。

放射性碘-131(^{131}I)治疗甲状腺功能亢进症已经有 70 多年的历史,该方法简单、经济,治愈率高,尚无致畸、致癌、不良反应增加的报告。总的来说,放射性碘治疗甲状腺功能亢进症有以下 3 个优点。

(1)安全:甲状腺具有聚集碘的功能,人体摄入的碘绝大多数被甲状腺摄取。这一特性使放射性碘不至于在体内到处"乱窜",而是直接作用于甲状腺,靶向准确。其次,放射性碘衰变发射的β射线最大射程仅为 2.2 毫米,主要作用于甲状腺组织,"误伤"甲状腺周围组织及器官的概率很小,因此既有效又安全,被誉为"不开刀的手术治疗"。

(2)有效:医生通过检查甲状腺摄碘功能、测定甲状腺大小和评估患者病情,对患者的治疗剂量进行"私人订制",口服 1 次治愈率为 50%～80%。少数患者需要进行 2 次治疗,即可痊愈。当然,由于个体差异的存在,极个别患者可能需要 3～4 次治疗。

(3)根治:放射性碘通过β射线直接破坏甲状腺细胞,减少甲状腺激素的产生,根治率高,一般来说,复发概率仅为 1%～4%。

综上所述,治疗甲状腺功能亢进症,碘-131 是简便有效、安全可靠的方法,甲状腺功能亢进症患者千万不要被"放射性"所吓住。

 73 哪些甲状腺功能亢进症患者适合放射性碘治疗?

适合选择放射性碘治疗的甲状腺功能亢进症患者有:①成年人 Graves 病甲状腺功能亢进症伴甲状腺肿大Ⅱ度以上的患者;②抗甲状腺药物治疗失败或多次复发,或对抗甲状腺药物过敏的患者;③甲状腺功能亢进症手术后复发的患者;④甲状腺功能亢进症性心脏病或甲状腺功能亢进症伴其他原因心脏病的患者;⑤甲状腺功能亢进症合并白细胞和(或)血小板减少或全血细胞(白细胞、红细胞、血小板)减少的患者;⑥老年甲状腺功能亢进症患者;⑦甲状腺功能亢进症合并糖尿病;⑧甲状腺功能亢进症合并中度以下肝、肾功能损害;⑨毒性多结节性甲状腺肿;⑩自主功能性甲状腺结节合并甲亢。

此外,下列情况甲状腺功能亢进症也可以考虑使用放射性碘治疗:①青少年和儿童甲状腺功能亢进症,用抗甲状腺药物治疗失败,拒绝手术或有手术禁忌证(手术禁忌证:医师认为患者存在某些原因不能手术);②浸润性突眼:对轻度和稳定期的中、重度浸润性突眼可单用放射性碘治疗甲状腺功能亢进症,对进展期患者,可在放射性碘治疗前后加用糖皮质激素(如泼尼松)。

74 哪些甲状腺功能亢进症患者不宜选择放射性碘治疗?

(1)放射性碘治疗甲状腺功能亢进症的相对禁忌证。相对禁忌证,是指在下列条件下最好考虑其他治疗方法。

①结节性甲状腺肿伴甲状腺功能亢进症,扫描证实有冷结节者一般不用碘-131治疗。因摄碘能力的差异,治疗时用量较大,收效稍差,往往须多次反复治疗,在这种情况下应首先考虑手术切除为宜。

②周围血液白细胞总数在 3×10^9/升以下者,经升白细胞治疗改善后方可使用碘-131进行治疗。

③甲状腺功能亢进症症状严重者,常可诱发甲状腺危象和心力衰竭,最好先用抗甲状腺药物控制症状后再行碘-131治疗。

(2)放射性碘治疗甲状腺功能亢进症的绝对禁忌证。放射性碘-131治疗绝对不适用于下列情况。

①妊娠期、哺乳期妇女,当母体摄入碘-131后,可通过胎盘和乳汁进入胎儿或婴儿的甲状腺,造成胎儿和婴儿的呆小病。

②巨大的甲状腺肿已产生气管压迫症状,服碘-131后往往不易消除压迫症状,个别反而加重,且甲状腺过大常可能隐藏有不易察觉的甲状腺癌。

③严重肝、肾疾病患者。

75 放射性碘治疗甲状腺功能亢进症前应做哪些准备?

放射性碘治疗非常简便,但是,患者接受放射性碘治疗并非简单服一两次药那么简单,在应用这种治疗前必须要做一些准备。

(1)服碘-131前2～4周宜避免用碘剂及其他含碘食物或药物。

（2）碘-131 治疗前病情严重,心率超过 160 次/分钟,血清 T_3、T_4 明显升高者,宜先用抗甲状腺药物或普萘洛尔等治疗,待症状有所减轻,方可用碘-131 治疗。

（3）使用抗甲状腺药物的患者需要停药,甲巯咪唑停 3～5 天,PTU 需要停 2 周,然后做摄碘率测定,接着可采用碘-131 治疗。

（4）完善血常规、尿常规、X 线胸透等检查,以了解主要脏器功能。

（5）做甲状腺摄碘率和甲状腺扫描,以便计算药物剂量。

（6）向患者说明碘-131 治疗的有关注意事项。

（7）服碘-131 的前后几天,患者应卧床休息,避免剧烈活动。

完成以上准备工作,符合相应条件,就可以进行放射性碘治疗了。治疗过程比较简单,患者完成放射性碘治疗前的准备工作后,在医院由医师指导口服一定剂量（医师根据患者的病情、病程长短、甲状腺功能亢进症合并症、既往甲状腺功能亢进症治疗过程、甲状腺形态、有无结节、甲状腺重量、甲状腺摄碘率等综合判断得出）的放射性碘,主要治疗过程即已完成。多数患者服碘-131 后 2 周左右,甲状腺功能亢进症症状开始减轻,3 个月左右甲状腺功能亢进症症状可以基本消失,90％的患者在 3～6 个月内甲状腺功能亢进症可获得治愈。第 1 次碘-131 治疗后 3～6 个月,部分患者（10％～20％）根据病情需要做第 2 次碘-131 治疗,极少数患者需要第 3 次碘-131 治疗。

76 放射性碘治疗甲状腺功能亢进症应如何确定剂量?

因治疗方法不同,使用的剂量相对有别。在治疗甲状腺功能亢进症时,碘-131(^{131}I)的剂量,应根据治疗的方法、患者的具体情况分别计算。主要参考因素有甲状腺重量、甲状腺最高摄碘率、有效半衰期等。计算公式如下。

剂量[微居里(μCi)或贝可(Bq)]=[计划 μCi 或 Bq/克甲状腺×甲状腺重量(克)×100]/[甲状腺最高摄碘率(%)]

甲状腺重量估计的难度较大,包括触诊法估计和扫描法计算。一般Ⅰ~Ⅱ度肿大的甲状腺重 30~40 克;Ⅱ~Ⅲ度肿大的甲状腺重 40~80 克。即使甲状腺放射性核素显像误差也可达 20%,因甲状腺摄碘-131 及有效示踪量与治疗量并不一致,影响因素较多,临床上仍需根据经验来调整。

治疗甲状腺功能亢进症时,碘-131 的剂量对治疗效果和并发症都有决定性作用。下列因素对剂量有重要影响。

(1)重度甲状腺功能亢进症要适当增加剂量,轻度甲状腺功能亢进症,病程短者要适当减少用量。

(2)年龄大者,对碘-131 的敏感性差,在治疗中可增加剂量,年龄较轻,敏感性高,可减少剂量。

(3)抗甲状腺药物和碘化物能降低甲状腺对放射性碘-131 的敏感性,从而影响其疗效;对于曾服用过抗甲状腺药物和碘化物者,要适当增加碘-131 的剂量;未经任何治疗的患者敏感性高,要适当减少用量。

(4)质地硬的甲状腺对碘-131 的敏感性低,治疗时碘-131 的剂量要适当增加。

（5）术后复发者,有效甲状腺组织掺有瘢痕,可适当减少剂量。

（6）甲状腺部位摄碘-131 率低,有效半衰期短者,可将治疗剂量适当增加。

（7）结节性甲状腺功能亢进症对放射线敏感性差,要适当增加剂量。

77 放射性碘治疗甲状腺功能亢进症的给药方式有哪些?

给药途径一般采用口服。有一次给药法、标准剂量法和多次小剂量法等,多用根据计算的一次给药法。

（1）一次给药法:即将计算的药物剂量一次空腹口服,此法疗效好,疗程短,国内外较常用此法。当总剂量不大于 10 毫居里（mCi）,临床症状不严重时,均用一次给药法,服药 2 小时后方可进食,以免影响药物吸收。若病情重,药物剂量超过 10 毫居里,可先服 2/3～1/2,2～3 天再服完剩余剂量,二次给药间隔不宜太长。

（2）多次小剂量法:对于甲状腺功能亢进症患者不根据患者情况,每隔数周给碘-131（^{131}I）2 毫居里,直到临床症状缓解为止。此法拖延时间长,效果差,用药量大,甲减并发症并未减少,临床上较少使用。

（3）标准剂量法:对所有甲状腺功能亢进症患者不管患者情况如何,在第 1 次治疗时均给碘-131 3～4 毫居里,症状如未缓解,3～4 个月（为第 1 次间隔时间）再给同样剂量,直至症状、体征缓解。此法虽然考虑到了个体敏感性的差异,但疗程长,疗效不好预测。

78 服放射性碘后有哪些注意事项?

服放射性碘治疗甲状腺功能亢进症,为了获得最佳的疗效,必须注意以下几个方面的问题。

(1)空腹服放射性碘 2 小时以后方可进食,以免影响碘的吸收。

(2)服用放射性碘后,一般在 3 周以后才开始出现疗效,在临床症状尚未开始好转之前的一个阶段,不宜任意使用碘剂、溴剂和抗甲状腺药物,以免影响放射性碘的重吸收,降低疗效。治疗后 2～4 周低碘饮食,不吃海带、紫菜等海生植物。

(3)服放射性碘后几日内患者应注意休息,避免剧烈活动和精神刺激,预防感染。

(4)由于接受放射性碘治疗早期可见颈部发痒、疼痛等放射性甲状腺炎症状,故在治疗后的第 1 周,应避免扪诊或挤压甲状腺。

(5)治疗后 1～3 个月来医院复查,如病情较重或出现病情较大变化则需要及时复查、就诊。

(6)重症甲状腺功能亢进症患者或甲状腺功能亢进症伴有并发症(如甲状腺功能亢进症性心脏病)或合并症者应在放射性碘治疗后 3～7 天在医师指导下恢复抗甲状腺药物(如甲巯咪唑)治疗,待甲状腺功能正常后在医师指导下逐渐停药。

(7)服用放射性碘后 2 周内避免与孕妇及婴幼儿密切接触。

(8)育龄患者放射性碘治疗后半年内应采取避孕措施。

79 放射性碘治疗甲状腺功能亢进症的早期毒性反应有哪些？

使用碘-131 治疗甲状腺功能亢进症方法较简单,疗效肯定,多数无不良反应,少数可出现一些不良反应。不良反应一般分为早期毒性反应和晚期并发症两种情况。早期毒性反应指服药后 2 周内出现的反应,常见情况如下。

(1)全身反应常以消化系统症状为主,出现厌食、恶心、呕吐等,少数有皮肤瘙痒、皮疹、头晕、乏力等,对症处理 2～3 日即可消失。

(2)局部反应较多见,主要是甲状腺水肿及放射性甲状腺炎的表现,患者颈部发痒,有膨胀及压迫感,甚至下咽疼痛及咳嗽,无须特殊治疗,数天或 1 周后逐渐消失。

(3)在治疗最初 2 周内,部分患者可出现症状加重(基础代谢率及血清蛋白结合碘浓度升高),此时只需卧床休息或应用一些镇静药及一些 β 受体阻滞药如普萘洛尔等,即可逐渐好转。个别严重患者会出现甲状腺功能亢进症危象,表现为精神不安、高热、出汗、心率快(常在 140 次/分以上)、脉压升高,甚至发生心房纤颤、腹泻及昏迷等,如不及时处理常可危及生命。这是由于放射性损害使甲状腺滤泡遭到破坏,大量甲状腺素释放入血或诸多因素所致。凡临床症状较重,甲状腺较大的患者,给碘-131 以前酌情服硫脲类药,给碘-131 时应严密观察。

(4)白细胞减少,多发生在一次投碘-131 后,一般均可逐渐恢复。

80   放射性碘治疗后会发生甲状腺功能减退吗?

甲状腺功能减退是放射性碘治疗后的晚期并发症之一,此并发症是放射性碘治疗后的严重并发症。大多数在治疗后 2～6 个月发生,也有出现更晚或几年后才发生者。暂时性甲状腺功能减退,常自行恢复,少数病例则是永久性的,须终身用甲状腺制剂作代替疗法。

可能发生甲状腺功能减退症的原因:一是电离辐射使甲状腺上皮细胞核受到损伤,以致不能分裂再生,时间越长,甲状腺功能越减退;二是放射性碘的治疗剂量过大,破坏甲状腺组织过多,曾有报道,有些虽剂量很小,也可诱发甲状腺功能减退症者;三是可能与自身免疫反应有关。如何减少放射性碘治疗后甲状腺功能减退症的发生,仍是目前尚待解决的问题。所以患者必须能接受甲状腺功能减退症的结果才能选择放射性碘治疗甲状腺功能亢进症。甲状腺功能减退症后服用左甲状腺素替代治疗,患者可以正常的生活、学习、工作、生育。

81   放射性碘治疗对生育和后代有影响吗?

治疗量的碘-131 对男女生殖器官影响非常小,所以治疗后其生育能力不受影响,生育的后代先天畸形、死胎及早产儿的发生率未见增加,不育症的发生率与正常人群无显著差别。尽管一次治疗量的放射损伤不及一次胃肠透视放射损伤大,许多学者还是进行了较为深入的研究。有研究者观察碘-131 治疗后的患者,其染色体有变异,但可以逐渐恢复正常。因此,碘-131 治疗后增加基因突变和染色体畸形的危险性很低。但是,考虑到电离辐射的远期效应、遗传效应,也需要长期随访观察才能得出正确结论。为了保障下一代和隔代子女的健康,将妊娠期列为碘-131 治疗的禁忌很有必要。治疗期间不能妊娠,治疗 3 个月后体内放射性降到本底以下,一般认为治疗后 6 个月以上,考虑生育计划是完全安全的。

 82 放射性碘治疗后抗体为何会升高?

甲状腺功能亢进症患者进行碘-131 治疗时,放射性碘进入甲状腺组织,在甲状腺细胞内滞留,通过射线的辐射作用,使部分甲状腺组织受到损伤和破坏,从而使甲状腺功能下降,达到治疗目的。在此过程中会出现如下反应。

(1)碘-131 的作用,部分甲状腺细胞在射线生物效应的作用下,细胞的完整性受到破坏,细胞内容物如甲状腺球蛋白、甲状腺过氧化物酶等释放到血液中。

(2)部分坏死的细胞裂解,其含有膜受体的细胞碎片也会进入血液中。

(3)对于机体的免疫系统而言,这些虽说是来自于自身甲状腺组织的细胞碎片和细胞内容物,在正常生理情况下含量是极微量或没有的,但一旦出现含量升高,就会被视为外源性生物成分或异种蛋白,即免疫刺激物——抗原。针对这些自身抗原,就会产生大量抗体。

以上情况表明,由于有碘-131 治疗所导致的甲状腺组织细胞的破坏,而且坏死的细胞组织成分进入血液,才产生了相应的抗体,这是机体正常的免疫反应而已。

也可以认为,碘-131 治疗后抗甲状腺自身抗体的升高是治疗有效的标志。因为从其产生机制证实了有甲状腺组织的破坏,表明治疗已有了初步疗效。

甲状腺功能亢进症碘-131 治疗后,出现自身抗体升高的发生率为 30%～80%。

有些患者没有出现抗体增高,主要原因是自身免疫反应的个体差异。临床上甲状腺自身抗体升高出现的时间大多在碘-131 治疗后的早期,以后逐渐下降,一般在 1 年以后恢复正常水平。因此出现这种情况,在治疗上无须特殊处理,患者只要定期复查就可以了。若甲状腺自身抗体呈持续性升高,则提示今后发生甲状腺功能减退的概率要高。

一般建议碘-131 治疗前一定要检测抗甲状腺自身抗体,如 TSH 受体抗体(TRAb)、甲状腺过氧化物酶抗体(TPOAb)、甲状腺微粒体抗体(TMAb)、甲状腺球蛋白抗体(TGAb)等。如果检测结果为阳性,碘-131 治疗时宜适当减少用药剂量。

83 放射性碘治疗甲状腺功能亢进症能致癌吗?

很多人,一听说"放射性"就担心辐射致癌,对于放射性碘治疗甲状腺功能亢进症也心存"致癌"疑虑。其实这大可不必。具有放射性的碘主要在甲状腺中起作用,其衰变产生的 β 粒子在甲状腺组织中的平均射程仅有 1～2mm,不容易损伤周围组织。整个治疗过程中其他器官受到的辐射剂量很小,是不会损害健康的。放射性碘治疗甲状腺功能亢进症始于 1943 年,已经过 70 多年的临床使用。从治疗积累的大量数据得出结论:这种治疗没有增加甲状腺癌和白血病或其他恶性肿瘤、癌症的发病率;没有影响患者的生育能力且没有增加患者后代遗传缺陷的发生率。所以,放射性碘作为甲状腺功能亢进症的一种治疗方法是安全、有效的。

在国内,用放射性碘治疗甲状腺功能亢进症大概会有15％～30％的甲状腺功能减退症发生率。在国外,因为患者喝的都是大剂量药水,是我们剂量的二三倍,所以会有60％～70％的概率出现甲状腺功能减退症。他们的观念是变成甲状腺功能减退症之后就相当于把甲状腺功能亢进症治好了,然后再治甲状腺功能减退症。治甲状腺功能减退症相对简单,只需补充甲状腺素就可以了。

84 哪些甲状腺功能亢进症患者适合手术治疗?

手术治疗甲状腺功能亢进症至今已有 100 多年的历史,20 世纪 40 年代前外科手术一直是甲状腺功能亢进症治疗的唯一有效的方法,后来由于放射性碘和抗甲状腺药物的出现,手术治疗在临床上的应用已大大减少,尽管这样,手术治疗目前仍然是甲状腺功能亢进症治疗的一个重要而不能被忽视的方法。甲状腺功能亢进症手术多采用一侧甲状腺全部切除,另一侧甲状腺次全切除,保留 4～6 克甲状腺组织,也可行双侧甲状腺次全切除,每侧保留 2～3 克甲状腺组织。当存在有以下情况时,可考虑手术治疗。

(1)中、重度甲状腺功能亢进症,长期药物治疗无效,停药后复发,或有明显毒性反应且不适合放射性碘治疗者。

(2)甲状腺肿大显著,对邻近器官有压迫症状者,为了尽快解除压迫症状,最快的途径就是直接将其切除。

(3)结节性甲状腺肿伴甲状腺功能亢进症,药物很难根治,少数患者可能会发生恶变,还是建议手术治疗为宜。

(4)胸骨后甲状腺肿伴甲状腺功能亢进症,这种长错了地方的甲状腺肿往往会因为其体积不断增大而压迫气管、食管和上腔静脉等毗邻气管,而且这种甲状腺肿也具有潜在恶性的可能。

(5)伴甲状腺结节不能除外恶性病变者。下列甲状腺功能亢进症患者不宜手术治疗:①甲状腺功能亢进症病情较轻,甲状腺肿大不明显者;②妊娠早期3个月和后期3个月;③浸润性眼病活动期患者;④甲状腺功能亢进症患者合并心、肾、肝疾病,一般情况较差者;⑤老年患者或有严重器质性疾病不能耐受手术者;⑥伴有慢性淋巴细胞性甲状腺炎者(术后容易变成甲状腺功能减退症)。

由于儿童在生长发育阶段,甲状腺切除程度不易掌握,手术致甲状腺功能减退症对儿童生长发育有明显的影响,儿童甲状腺功能亢进症过去属于手术相对禁忌证,由于小儿外科的发展,在有经验的小儿外科医生指导下,手术的成功率和甲状腺功能亢进症复发率都与成人甲状腺功能亢进症相仿,手术已成为儿童甲状腺功能亢进症的治疗手段之一。

85 甲状腺功能亢进症患者术前应做哪些准备?

(1)术前准备:除全面体格检查及必要的化验外,还包括颈部摄片,了解有无气管受压及移位;详细检查心脏有无扩大,行心电图检查;喉镜检查,确定声带功能;测定基础代谢率,了解甲状腺功能亢进症程度,选择手术时机。

(2)药物准备:先用抗甲状腺药物控制甲状腺功能亢进症症状后,改服碘剂,如复方碘溶液(卢戈液),这种药可以抑制甲状腺激素分泌并使甲状腺腺体血供减少,质地变硬,方便手术,减少术中出血。服用复方碘溶液后 2～3 周就可以进行甲状腺手术了。抗甲状腺药物(如甲巯咪唑、丙硫氧嘧啶)需要口服至术前一周停药。如果有些患者服用抗甲状腺药物(如甲巯咪唑、丙硫氧嘧啶)时因出现肝损伤、白细胞(粒细胞)减少、皮疹等不良反应而不能继续用药,无法达到甲状腺功能亢进症术前要求的条件,这些患者可以在医师指导下服用普萘洛尔(心得安)及碘剂(如卢戈液)来进行甲状腺功能亢进症手术的准备。

86 手术治疗甲状腺功能亢进症有并发症吗,应如何处理?

甲状腺次全切除手术,就是将甲状腺组织大部分切除,是治疗甲状腺功能亢进症的方法之一,其并发症的发生率与术前、术中准备的程度有关。常见的并发症如下。

(1)术后出血:是最严重的并发症,如发现患者突然呼吸困难及颈部明显肿胀应立即报告医生,以免出现窒息,甚至死亡。

(2)喉返神经损伤:喉返神经离甲状腺很近,如果手术将其损伤,可造成喉返神经麻痹,单侧损伤引起声音嘶哑,双侧损伤导致失音或严重呼吸困难,需要紧急处理。如果是由术中牵拉、压迫等引起的暂时性损伤,可以行理疗、功能锻炼,症状多可在数周至半年内恢复,如果是喉返神经被切断。则是永久性损伤。

(3)甲状旁腺功能减退症:可出现颜面麻木、手足抽搐,查血钙降低,一过性甲状旁腺功能减退症(甲旁减)一般在术后 1～7 天恢复,永久性甲状旁腺功能减退症需长期口服钙

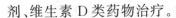

剂、维生素 D 类药物治疗。

（4）甲状腺功能减退症：甲状腺功能减退症的症状、表现，需要长期口服左甲状腺素替代治疗。

（5）呼吸困难：多发生于术后 48 小时内，常见原因包括手术创面出血、喉头水肿、气管塌陷、双侧喉返神经损伤等，严重者可发生窒息，需由医师紧急处理。

87　甲状腺功能亢进症手术后会复发吗？

甲状腺功能亢进症经甲状腺手术治疗后，90％的患者可获得长期缓解，4％～5％的患者术后会复发。出现甲状腺功能亢进症复发的原因可能与下列因素有关。

（1）甲状腺组织切除得较少。

（2）甲状腺功能亢进症病情顽固。

（3）有感染、精神创伤等诱发甲状腺功能亢进症的因素。

预防甲状腺功能亢进症术后复发，就患者自身的角度而言，应尽量避免各种诱发因素，如精神创伤、过度疲劳等。从医生的角度来讲，做甲状腺手术切除甲状腺组织的多少要掌握适度。至于甲状腺功能亢进症病情的顽固性有时则难以预测。

88　治疗甲状腺功能亢进症应选择哪种方法？

目前甲状腺功能亢进症的治疗主要有三种方法：口服抗甲状腺药物、放射性碘治疗和甲状腺次全切除手术。三种方法各有优缺点，具体应该根据甲状腺功能亢进症患者的病因、年龄、甲状腺大小、甲状腺功能亢进症复发史、有无妊娠、有无甲状腺相关性眼病、有无甲状腺功能亢进症性心脏病、有无周期性瘫痪、患者对治疗的态度、患者医疗条件等因素综合分析。

一般来说口服抗甲状腺药物治疗的优点是：①药物治疗的适应证广，从婴儿至老年人及妊娠妇女都可以用药物治疗；②药物治疗有效，临床上很少遇到药物治疗无效的患者，除非有严重的不良反应，或患者不能坚持服药或服药剂量不足；③药物治疗的灵活性强，可以根据患者调整药物剂量，不至于发生永久性甲状腺功能减退症；④药物价格便宜，无论甲巯咪唑还是丙基硫脲嘧啶价格都很便宜，容易被患者接受；⑤可以保留甲状腺产生甲状腺激素的功能。但药物治疗最大的弱点是：①疗程较长，停药后甲状腺功能亢进症复发率高，高达 50% 左右；②其次是药物引起的粒细胞缺乏症，一旦发生，危险性大，不能再选用其他硫脲类药物，因为硫脲类药物之间引起粒细胞缺乏症的交叉性是很大的。

放射性碘治疗和手术治疗都是通过破坏（或切除）甲状腺组织来减少甲状腺激素的产生（相当于生产甲状腺激素的工厂被破坏掉或拆掉了，甲状腺激素的产生自然就少了）。优点是疗程短，治愈率高，复发率低；缺点是治疗后甲状腺功能减退症（因为工厂大部分被破坏掉或拆掉了，生产的甲状腺激素明显减少，可能满足不了身体的需要）的发生率显著增高。

对甲状腺功能亢进症有并发症的患者，如甲状腺功能亢进症性心脏病、甲状腺功能亢进症并发周期性瘫痪、甲状腺功能亢进症并发甲状腺相关性眼病的患者，原则上应采取根治的办法，放射性碘治疗和手术为根治性治疗方法。因为甲状腺功能亢进症复发常会诱发这些并发症复发或加重，而甲状腺功能亢进症患者多数是在甲状腺功能亢进症发生后数月甚至数年才来就诊，这样容易耽误病情，使有些并发症不能纠正。

国外对甲状腺功能亢进症治疗绝大多数采用放射性碘治疗，在美国 90％以上的甲状腺功能亢进症患者采用放射性碘治疗。在我国目前甲状腺功能亢进症的治疗多数采用药物治疗，其差别之大的原因很复杂，两个国家在治疗甲状腺功能亢进症的方法上除了学术和经验不同外，还和治疗的付费方式及国人的保守习惯等有关。放射性碘治疗虽然一次性费用较高，但总的费用并不高，而且患者不需每 2～4 周就诊 1 次，所以是一种十分方便、疗效肯定的治疗方法。另外放射性碘治疗甲状腺功能亢进症的适应证是比较广泛的，除了妊娠和哺乳的妇女外，绝大多数甲状腺功能亢进症患者都可以用放射性碘治疗。过去我们担心儿童用放射性碘治疗是否会引起血液病和生长发育障碍，大量的临床实践告诉我们，儿童用放射性碘治疗是安全的，不会引起血液病和生长发育障碍。对甲状腺肿大非常显著或摄碘率不高或放射性碘在甲状腺内的有效半衰期短的患者，放射性碘治疗是不合适的，因为这种患者对放射性碘治疗的剂量需要很大，对机体可能会产生一些不良反应，治疗的效果也差。放射性碘治疗的不良反应是治疗后的甲状腺功能减退症发生率较高。

总之，对就诊条件差，不能坚持药物治疗的患者，或甲状腺功能亢进症反复发作的患者，或有甲状腺功能亢进症并发症的患者，如合并甲状腺功能亢进症心脏病、甲状腺功能亢进症周期性瘫痪的患者，应采取根治的办法；对甲状腺肿大十分明显或临床怀疑甲状腺肿瘤（尤其对甲状腺扫描冷结节)的甲状腺功能亢进症患者应积极采取手术治疗。当然,患者对治疗的态度也很重要,对要求很快将甲状腺功能亢进症治愈的患者可以采用根治的方法;有的患者对治疗趋向保守,则可选用药物治疗。一般来说,首次发病的甲状腺功能亢进症患者多半选用药物治疗,经药物治疗甲状腺仍保持明显肿大者应争取手术治疗。

89 如何防治甲状腺功能亢进症性周期性麻痹?

寒冷、紧张、进食大量糖类(如米、面等主食)等诱因下或无明显诱因出现骨骼肌软瘫表现,如上肢、下肢、躯干部肌肉软弱无力,症状可持续数分钟至数日,发作时查血钾降低,发作频率不定,少则 1 年至数年 1 次,多则每日数次。严重者可累及呼吸肌(罕见),影响呼吸功能或累及心脏(非常罕见),威胁生命。

(1)预防措施包括:①避免进食含大量糖类(包括米、面等主食及糖类)的饮食;②避免饮食过饱;③避免寒冷、剧烈运动、情绪激动及感染;④血钾经常偏低者,可以在医师指导下适量口服补钾药物。

(2)治疗:症状发作时由医师进行补钾治疗可缓解症状。对甲状腺功能亢进症性周期性瘫痪比较根本的治疗是针对甲状腺功能亢进症的治疗。通过口服抗甲状腺药物、甲状腺手术或放射性碘治疗甲状腺功能亢进症,一旦甲状腺功能亢进症得到缓解,周期性瘫痪一般不再发作。

90 如何治疗及护理内分泌浸润性突眼症?

(1)早期足量选用免疫抑制药及非特异性抗炎药物糖皮

质激素具有抗炎和抑制炎症的作用。可口服、局部(球后或结膜下)和静脉给药。如泼尼松 10～20 毫克,每日 3 次,症状好转后减至维持量 10～20 毫克,每日 1 次。严重病例用甲泼尼龙 0.5～1 克加入生理盐水静脉滴注,隔日 1 次,2～3次后改为口服。

(2)球后放射治疗对于甲状腺眼病急性期的患者疗效较好,与激素联用疗效更佳。

(3)一旦视神经受累,应推荐眼眶减压术,它通过对骨性眶壁的去除,扩大眶腔,改善眼球突出,减缓视神经压迫。

(4)眼外肌及眼睑手术。

(5)生活护理:注意卧床休息,睡眠时将头部抬高,使眶内液回流减少以减轻球后水肿;居住环境宜光线柔和、安静、清洁。避免强光和灰尘对角膜的刺激。避免受凉及劳累,预防呼吸道感染。

(6)饮食护理:合理饮食,给予高热量、高蛋白、高维生素、易消化的低盐低碘饮食;避免摄入刺激性食物或饮料(如浓茶、咖啡等),适当限制饮水。最近研究发现吸烟与浸润性突眼有密切关系,眼部症状的存在和严重性与吸烟的量有关系,所以有吸烟嗜好的患者应戒烟。

(7)眼部护理:患者应注意眼睛劳逸结合,避免用眼过度。外出时,戴黑色或茶色眼镜避免强光和异物对角膜的刺激。

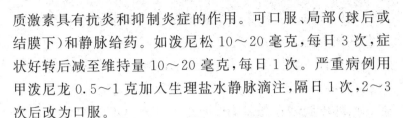

91　如何治疗黏液性水肿?

有不足 2% 的甲状腺功能亢进症患者可发生局限性黏液性水肿,因为多见于胫骨前,所以一般也称为胫前黏液性水肿,是 Graves 病特异性的皮肤特征。局限性黏液性水肿的发病机制还不清楚,病变最多见于胫骨前下 1/3,有时可扩展到足背、膝部、足趾背侧、踝部的摩擦部位和足部损伤处,少数可发生于手背、头、面、腹部和瘢痕部,病变常呈对称性。局部皮肤增厚粗糙,皮肤表现为大小不等的斑块样结节,界限清楚,隆起皮肤表面 3～10 毫米,表面凹凸不平,压之无凹陷,色泽不一,象牙色或棕褐色等,表面和周围汗毛长而浓密,毛囊粗大呈橘皮状,感觉减退或过敏,可有继发感染和色素沉着。一般无自觉症状,偶感发痒和烧灼感,病变范围较广者,小腿表现如象皮肿。

　　黏液性水肿不会引起其他组织、脏器的病变,一般不需治疗。有的患者因足部肿胀穿鞋困难而要求治疗,有的患者因美观问题要求治疗。治疗方法较多,可口服环磷酰胺或糖皮质激素,口服药物的不良反应大,目前多不采用。还可采用透明质酸酶或糖皮质激素针剂皮下注射,通常用泼尼松龙混悬针剂(125 毫克/5 毫升)皮下多点注射,每点注射 0.1～0.2 毫升,每次注射 1 毫升,每 10～14 天注射 1 次。也可采用非甾体的镇痛消炎药如康宁克通-A 代替皮质激素制剂,同样有效。黏液性水肿的好转对甲状腺功能亢进症预后治疗无影响。

92　如何治疗甲状腺功能亢进症性肌病?

　　甲状腺功能亢进症性肌病包括慢性甲状腺功能亢进症性肌病、急性甲状腺功能亢进症性肌病、突眼性眼肌麻痹、甲状腺功能亢进症性周期性麻痹和甲状腺功能亢进症伴发重症肌无力 5 种。

对于甲状腺功能亢进症性肌病的治疗应分轻重缓急。一般情况下,急性甲状腺功能亢进症性肌病病势急剧,须进行监护抢救。必要时行气管切开术,但多数患者在 1～2 周死亡。慢性甲状腺功能亢进症性肌病因病情轻重大多与甲状腺功能亢进症的严重程度有关,所以只要甲状腺功能亢进症得以控制,肌病即好转,一般不需特殊处理。甲状腺功能亢进症性周期麻痹,临床上较为常见,发作时,应立即补钾,可口服氯化钾 3 克,每 6～8 小时 1 次;或氯化钾 1～2 克加入生理盐水 500 毫升内静脉滴注,有时可用到每天 3～5 克,以每小时不超过 1 克为宜。通常 1～5 小时机体的活动恢复。抗甲状腺功能亢进症治疗,病情控制后周期性瘫痪发作可消失。在甲状腺功能亢进症的治疗过程中,普萘洛尔20～40 毫克,口服,每 6 小时 1 次,能减轻或防止甲状腺功能亢进症性周期麻痹的发作。但这时患者血钾仍低,提示甲状腺功能亢进症性周期麻痹与 β 受体有关,且普萘洛尔的作用是在低血钾的环节之后。重症肌无力的治疗应在积极控制甲状腺功能亢进症的原则下进行,关于甲状腺功能亢进症对重症肌无力的影响,目前意见尚不一致。对肌无力的治疗可使用抗胆碱酯酶药物,轻症者选用新斯的明每日 5～15 毫克,或溴吡斯的明每日 60～120 毫克,安贝氯铵(酶抑宁)每日10～20 毫克,分次口服。重症者可用安贝氯铵每日 30～50毫克,溴吡斯的明每日 180～300 毫克,分次口服,或新斯的明 0.5～1 毫克肌内注射,每 4～6 小时 1 次。对严重的全身型、延髓型重症肌无力患者,抗胆碱酯酶药物治疗效果不佳或无效者,可使用糖皮质激素类药物,如促肾上腺皮质激素每日 100 单位,肌内注射或静脉滴注;泼尼松 30～140 毫克口服,每日或隔日1次,症状好转后逐渐减量至停药。但应用糖皮质激素可使重症肌无力症状一过性加重,严重者诱发肌无力危象,因此,应在做好气管切开和人工呼吸的准备下给予治疗。对病程较长,肌无力严重,药物疗效不佳者,可考虑胸腺放射治疗或胸腺切除。

 93　如何治疗其他类型甲状腺功能亢进症?

　　传统的治疗主要是针对毒性弥漫性甲状腺肿(Graves甲状腺功能亢进症),如果患者的甲状腺功能亢进症是其他原因引起的,在疾病的治疗上,对症治疗往往不能从根本上解除患者的病痛,唯有从源头解决问题,才能真正达到治愈的目的。

　　(1)垂体性甲状腺功能亢进症:垂体性甲状腺功能亢进症多数为垂体肿瘤引起,少数由下丘脑-垂体功能紊乱所致。临床表现多数为轻、中度甲状腺功能亢进症,甲状腺肿大,经甲状腺功能亢进症的多种方法治疗均不能治愈,且反复发作。治疗本病应先用抗甲状腺药物控制甲状腺功能亢进症,然后根据情况采用垂体放射治疗或垂体手术治疗。治疗后应定期复查,防止肿瘤复发。

　　(2)碘甲状腺功能亢进症:在缺碘的地区,采用碘化物来防止地方性甲状腺肿之后会引起部分人发生甲状腺功能亢进症,长期服用含碘药物也可能引起。碘甲状腺功能亢进症病情多为轻症,重症少见,以心血管症状和神经症状出现较早且较明显为特点,一般无突眼及胫骨前黏液性水肿。甲状腺有的肿大明显,伴单个或多个结节;有的轻度肿大,质地较硬。这种甲状腺功能亢进症就要以预防为主,首先要停用含

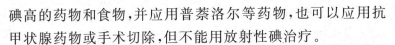

碘高的药物和食物,并应用普萘洛尔等药物,也可以应用抗甲状腺药物或手术切除,但不能用放射性碘治疗。

(3)甲状腺炎引起的甲状腺功能亢进症:部分甲状腺炎患者病变过程中可以引起甲状腺功能亢进症。①亚急性甲状腺炎引起的甲状腺功能亢进症,不须用抗甲状腺药物及手术或碘-131治疗,患者在急性期应注意卧床休息,在治疗原发病变的同时,使用普萘洛尔、地西泮等对症处理。②慢性淋巴细胞性甲状腺炎(桥本病)多表现为暂时性甲状腺功能亢进症,能自然缓解。症状明显可用抗甲状腺药物或对症处理;除少数冷结节疑有癌变者外,此型甲状腺功能亢进症不宜做手术或碘-131治疗,以免引起甲状腺功能减退。

(4)甲状腺癌引起的甲状腺功能亢进症:治疗方法以手术切除为主,并且在术前应对甲状腺功能亢进症症状进行针对性控制。

94 老年人甲状腺功能亢进症如何饮食调养?

(1)供给高热量的饮食:由于本病代谢率增高,氧化过程加速,所消耗的热量增加,必须补给足量的糖类;另外,蛋白质的分解和肌肉组织的消耗也增加,因此,也要补充足量的蛋白质;至于脂肪代谢也被加速,消耗量也增加,加之也是供给热能的重要物质,所以可适当地多吃。大多数患者每日需热量3000～5000千卡,有的甚至还需要更高的热量。补充蛋白质,不宜过多地采用动物蛋白质,因为动物蛋白质有刺激新陈代谢加快的作用,所以要尽量选用植物性蛋白质。另外,用含淀粉多的食物作主食,如甘薯、苞谷、米、面等,除补充糖分作用之外,还有"充饥"的作用。

（2）补充钾盐：由于甲状腺素有利尿、排汗作用，使机体内大量的钾盐丧失，因此要适当地食用瘦肉汤、橘子水和香蕉及新鲜蔬菜，以补充钾盐，但不可过量。

（3）补充含维生素丰富的食物：由于新陈代谢率的增加，所消耗的维生素 A、B 族维生素、维生素 C 等也相应增加，应尽量补充含维生素丰富的食物。

（4）增补钙盐：因为甲状腺功能亢进症患者的钙、磷运转率加速，从尿中排出的钙质增多，患者多有骨质疏松，故注意补充钙质，以骨粉、蛋壳粉、脆骨为好。

（5）合理饮食配制：原则是在平时饮食的基础上，补充一些含蛋白质、糖、脂肪、维生素和含钙、磷丰富的食品，如甘薯、芋头、豆制品、牛奶、蛋类、白糖、骨粉、蛋壳粉、蔬菜、水果等。一切有刺激性调味品都应禁用，每天饮食可吃四五餐，直到症状减轻、食欲恢复正常为止。由于这类患者多为阴虚火旺，故可配合吃些乌龟、甲鱼等，以达到滋阴潜阳的目的。

95 甲状腺功能亢进症患者日常饮食要注意哪些？

疾病的顺利恢复与科学饮食密不可分，甲状腺疾病也不例外。甲状腺功能亢进症患者日常饮食应遵循三高一忌的原则：高热量、高蛋白、高维生素饮食，忌碘饮食，适量补充钙磷。即通过高热量、高蛋白、高维生素及钙、磷的补充，纠正因代谢亢进而引起的消耗，改善全身营养状况，防止营养不良的发生。

甲状腺功能亢进症时因为甲状腺激素 T_3、T_4 分泌增多促进三大营养物质代谢，加速氧化，产热与散热均明显增多，基础代谢率异常增高，故每天需要增加总能量，才能纠正体内能量的过度消耗。每天总能量供给可达到 3000~3500 千卡(12 552~14 644 千焦),比正常人增加 50%~70%,以满足过量的甲状腺激素分泌引起的代谢率的增加。每天给予充足的糖类,用以纠正过度的能量消耗。

生理剂量的甲状腺激素可以促进蛋白质合成,但过多的甲状腺激素会加速蛋白质的分解,容易导致体内负氮平衡。故应适量提高蛋白质的摄入以纠正或预防负氮平衡的产生。每日每千克体重可供给蛋白质在 1.5 克以上,同时要保证优质蛋白质的摄入比例。要多吃蛋类、肉类、豆制品、奶制品等食物。高糖饮食主要是谷类、坚果、水果,其中以谷类为主。

甲状腺激素是多种维生素代谢的必需激素。甲状腺功能亢进症时 B 族维生素、维生素 C 以及维生素 A 消耗量明显增多,在组织中含量均会减少。维生素 B_1 对甲状腺有一定的抑制作用,而甲状腺功能亢进症患者对于维生素 B_1 的需要量及尿中的排出量均增加,对维生素 C 的需要量也会增加。每日要供给丰富的多种维生素。由于甲状腺功能亢进症患者高代谢高消耗,从而消耗大量的酶,多种水溶性维生素容易缺乏,特别是 B 族维生素。维生素 D 是保证肠道钙、磷吸收的主要物质,要保证充足供给。同时还应补充适量的维生素 A 以及维生素 C。可以多吃些动物肝脏、蛋类、奶类、西红柿、绿色蔬菜等。甲状腺功能亢进症患者容易发生低钾性周期麻痹,所以也要多补充含钾类高的食物,如马铃薯、香蕉、柑橘等。

甲状腺激素对破骨细胞和成骨细胞均有兴奋作用,使骨骼的更新率加快,易导致骨质脱钙、骨质疏松症的发生。为了防止骨质疏松及其并发的病理性骨折,应适量增加钙、磷的摄入,尤其是对于症状长期不能控制的患者和老年甲状腺功能亢进症患者。高钙饮食也很必要,奶类、坚果类、干豆类含钙量都很高。

为了避免一次性摄入过多。甲状腺功能亢进症患者应适当增加餐次。为了纠正体内过多的能量消耗,可在每日三餐之外,再适当增加数次加餐,用以改善机体的代谢紊乱。

甲状腺激素增多时,会使肠蠕动增强,导致排便次数增多,甚至会出现腹泻症状。所以应适当限制含膳食纤维过多的食物。

甲状腺功能亢进症患者高代谢会损失大量的水分,应注意补充,每天喝水量通常为 2～3 升,但如果伴心脏或肾脏疾病、突眼,应控制水和钠的摄入量。

当患者病情稳定后,为防止摄入过多热量,患者一定要注意监测体重,以防体重增长导致肥胖。

碘是参与甲状腺激素合成的独具生理意义的元素,人体甲状腺中含碘量是人体总量的 20%。人体摄取的碘大多在胃肠道内还原为碘化物后再被吸收。碘本身在体内蓄积过多或大量的摄入碘可能加速甲状腺激素的合成也可能诱发甲状腺功能亢进症,或使甲状腺功能亢进症症状加重。因此要禁用含碘食物,如海产品(海带、紫菜、淡菜等)、加碘食盐(可选购不加碘的食盐)、某些中药(如夏枯草、猫爪草)。甲状腺功能亢进症治愈后,才可适量食用。

本来甲状腺功能亢进症患者身体的基础代谢就很高,辛辣的食物会推波助澜。浓茶、咖啡、酒类等具有兴奋中枢神经的作用,会加重甲状腺功能亢进症患者亢奋状态,吸烟会加重突眼。因此甲状腺功能亢进症患者应戒除上述食物。

96 **甲状腺功能亢进症患者能做运动吗？**

很多甲状腺功能亢进症患者都认为得了甲状腺功能亢进症后不应该做任何运动，否则就会加重代谢，病情会更严重。实际上，甲状腺功能亢进症患者也是可以做一些运动的，只是要注意在疾病的不同阶段，运动量应该有所区分。

在初期确诊后，最好要限制一些活动，保证足够的休息，这才不至于加重患者的代谢水平，使患者在这段时间内心率保持稳定，有利于治疗。

当病情经过治疗得到完全控制时，可以做一些体育锻炼，如骑车、慢跑、游泳、爬山等，但注意量不宜过大，避免剧烈运动。适宜的运动能有效地预防感染，也会降低甲状腺功能亢进症危象发生的概率。

当甲状腺功能亢进症伴有其他疾病或并发症时，尽量以休息为主，特别是患有心功能不全或甲状腺功能亢进症危象的患者绝对要卧床休息。而较轻并发症的患者可以根据身体状况适度安排体育运动。

四、甲状腺功能减退症

 1 什么是甲状腺功能减退症(甲减)？

甲状腺功能减退症(简称甲减)是指由多种原因引起的甲状腺激素合成、分泌或生物效应不足,导致以全身新陈代谢率降低为特征的内分泌疾病。根据起病的年龄不同,影响的结果也不同,胎儿或婴儿期发生甲状腺功能减退症,主要影响患儿的智力和神经发育,婴儿表现先天性痴呆、聋哑,被称为呆小症,在地方性甲状腺肿地区被称为克汀病;幼儿期发生甲状腺功能减退症,主要影响幼儿的生长和发育,患儿表现生长迟缓,身材矮小,被称为幼儿性甲状腺功能减退症;成人期发生甲状腺功能减退症,主要表现为代谢减低,被称为成年性甲状腺功能减退症;长期未治疗的甲状腺功能减退症,可表现为皮肤黏液性水肿、嗜睡、淡漠,被称为黏液性水肿;严重者表现呼吸抑制,高碳酸血症和低氧血症,被称为甲状腺功能减退症危象。

2 甲状腺功能减退症可分为哪些类型？

(1)甲状腺功能减退症根据病变发生的部位分类

①原发性甲状腺功能减退症:原发性甲状腺功能减退症约占甲状腺功能减退症的 90% 以上,是指由于甲状腺本身

疾病引起的,导致甲状腺激素合成、储存和分泌障碍所引起的甲状腺功能减退症。遗传性甲状腺功能减退症如先天性甲状腺发育不全或不发育、甲状腺激素合成相关酶缺陷,炎症、肿瘤、手术、放疗等所致甲状腺组织破坏,缺碘所致甲状腺激素合成不足,抗甲状腺药物、含硫氰基前体的食物抑制甲状腺激素合成均可导致甲减。

②中枢性甲状腺功能减退症:由下丘脑和垂体病变引起的促甲状腺激素释放激素(TRH)或者促甲状腺激素(TSH)合成和分泌减少所致的甲状腺功能减退症。垂体外照射、垂体大腺瘤、颅咽管瘤及产后大出血是其较常见的原因。由于下丘脑病变使 TRH 分泌减少,导致垂体 TSH 分泌减少引起的甲状腺功能减退症又称散发性甲减,主要见于下丘脑综合征、下丘脑肿瘤、炎症、出血等。

③甲状腺激素抵抗综合征(RTH):由于甲状腺激素在外周组织实现生物效应障碍引起的综合征。

(2)甲状腺功能减退症根据病变的原因分类:可分为自身免疫性甲状腺功能减退症、药物性甲状腺功能减退症、[131]I治疗后甲状腺功能减退症、甲状腺手术后甲状腺功能减退症、特发性甲状腺功能减退症、垂体或下丘脑肿瘤手术后甲状腺功能减退症、先天性甲状腺功能减退症等。

(3)甲状腺功能减退症根据甲状腺功能减低的程度分类

①临床甲状腺功能减退症:患者多具有乏力、嗜睡等甲状腺功能减退症相关的临床症状,实验室检测甲状腺功能可以发现 TT_4 和 FT_4 降低,原发性甲状腺功能减退症患者 TSH 升高。

②亚临床甲状腺功能减退症:又称临床前甲状腺功能减

退症、代偿性甲状腺功能减退症,患者甲状腺激素分泌不足,但由于引起了 TSH 代偿性分泌增加而维持了甲状腺功能在正常状态。患者血清 TSH 浓度升高,血清 FT_3、FT_4 浓度正常,一般无甲状腺功能减退症的临床症状。亚临床甲状腺功能减退症的患病率男性为 2.8%～5.7%,女性为 7.7%～13.6%,总趋势是女性多于男性。

3 哪些人群易患甲状腺功能减退症?

生活在远离沿海及海拔高的山区人们,由于土壤、水和食物中含碘量极少,导致甲状腺激素合成减少而致甲状腺功能减退症,自身免疫性甲状腺疾病包括桥本甲状腺炎、Graves 病等疾病病程和治疗过程极易出现甲状腺功能减退症,妊娠的妇女、颈部放射治疗、抗甲状腺药物治疗、碘-131 治疗及甲状腺手术后的患者也容易发生甲状腺功能减退症。

4 什么是呆小症?

呆小症又称克汀病,是指甲状腺功能减退起始于胎儿期或者出生后不久的新生儿,主要表现为新生儿生长发育过程受到明显的抑制,尤以神经系统、骨骼系统明显。呆小症患者的临床表现大致可分为三型。①神经型:主要表现为脑发育障碍,智力低下,常伴有聋哑;②代谢障碍型:主要为黏液性水肿;③混合型:兼有上述两种表现。具体而言,呆小症患儿可表现为不活泼,不主动吸奶;表情呆板,反应迟钝;体格发育迟缓,个子矮小,四肢粗短,骨龄、出牙及换牙延迟;面色苍白、蜡黄、眼距较宽,鼻梁扁塌,舌体肥大外伸;腹部饱满膨大,常伴脐疝;体温偏低,心率偏慢。

呆小症主要因甲状腺功能低下引起。常见的原因有：①甲状腺组织未发育、发育不良或异位；②母体接受放射治疗后(孕妇、乳母应禁忌)；③自身免疫性疾病(母患甲状腺疾病,使甲状腺组织某些成分进入血中,产生抗体,破坏了胎儿甲状腺)；④胎内受有毒物质影响造成发育缺陷；⑤胎儿早期促甲状腺激素(TSH)分泌减少,致使甲状腺发育不良；⑥胚胎期甲状腺停留在舌根部,或异位在喉头前、胸腔内或气管内,以舌根部异位甲状腺最多见；⑦母体孕期摄入致甲状腺肿药物,如丙硫氧嘧啶、甲巯咪唑(他巴唑)、碘化物等。

呆小症可分为地方性呆小症和散发性呆小症。地方性呆小症主要见于碘缺乏、甲状腺肿流行地区。由于缺碘,母亲怀孕期间供应胎儿碘不足,导致甲状腺发育不全和甲状腺激素合成不足。这对迅速发育的胎儿的神经系统,尤其是大脑组织发育损害较大,甚至可能造成不可逆的神经系统损害。散发性呆小症患者其母亲无明显的碘缺乏、甲状腺肿的因素,散发于各地,具体病因不明确,大致可分两种情形：①甲状腺发育不全或者缺如；②各种因素导致的甲状腺激素合成障碍,如碘的摄取、有机化、碘化酶的缺陷等。

5　什么是低 T_3 综合征？

低 T_3 综合征是正常甲状腺病态综合征(ESS)的一种,指在严重的非甲状腺疾病如严重创伤、烧伤、免疫缺陷、手术、慢性消耗性疾病状态下,引起甲状腺功能检查异常,表现为 T_3 降低, T_3 正常或降低,TSH、FT_4 正常或稍高,但临床上无甲状腺功能减退表现,可能是机体对急性应激情况、慢性重症疾病的一种适应性反应。非甲状腺疾病的严重程度一

般与 T_3 降低的幅度相关,当原发疾病得到控制、改善后,不经服用甲状腺激素,甲状腺功能可逐渐恢复正常。

低 T_3 综合征产生的主要机制是:①重症患者,血浆白蛋白降低,甲状腺结合球蛋白生成减少;②甲状腺激素外周代谢障碍:5'-脱碘酶的活性被抑制,在外周组织中 T_4 向 T_3 转化减少;T_4 内环脱碘酶被激活,T_4 向 rT_3 转化增加,故血清 T_3 减低,而 rT_3 增加;③重症应激的情况下,患者体内释放大量的炎症因子、细胞因子,通过多种途径作用于下丘脑-垂体-甲状腺轴,从而影响甲状腺激素的合成、分泌、代谢和反馈,是低 T_3 综合征的主要发病机制之一。血清 T_3 主要参加机体的分解代谢,所以血清 T_3 水平降低,对机体减少能量消耗有非常重要的保护作用。通常认为低 T_3 综合征是危重疾病时出现的一种自我保护调节机制,血清 T_3 下降程度与疾病的严重性相关。

6 什么是低 T_4 综合征?

低 T_4 综合征与低 T_3 综合征一样,是正常甲状腺病态综合征的一种,是机体对急性应激情况、慢性重症疾病的一种适应性反应,在病情更为严重时,由于机体内血清 T_4 向 T_3 不断转化,而导致血清 T_4、T_3 水平均降低,最终导致血清 T_4 浓度降低为主,T_3 浓度正常或降低,临床上无甲状腺功能减退表现。TT_4、FT_4 和 TSH 血浓度的降低,提示腺垂体功能被抑制。这可能与炎症因子作用于垂体有关,虽然 T_4 减少,rT_3 生成会降低,但因疾病严重时其降解减弱,血清 rT_3 水平仍然升高。基础疾病好转后,TSH 水平可升高,直至 T_4 和 T_3 血浓度恢复正常。血清 T_4 降低的幅度与患者预后有一定相关性。

 7 T₃和T₄对诊断甲状腺功能减退症同样重要吗?

血清 TSH 和总 T_4(TT₄)、游离 T_4(FT₄)是诊断甲状腺功能减退症的一线指标。原发性甲状腺功能减退症血清 TSH 升高,TT₄ 和 FT₄ 均降低。TSH 升高,TT₄ 和 FT₄ 降低的水平与病情程度相关。血清总 T_3(TT₃)和游离 T_3(FT₃)在甲状腺功能减退症早期可以正常,晚期出现减低,这主要是由于 T_3 主要来源于外周组织中 T_4 的转换,所以不作为诊断原发性甲状腺功能减退症的必备指标。此外,在甲状腺功能正常的患有严重疾病或者老年患者中,血清 T_3 可以降低,而 T_4 正常,所以 T_4 水平较 T_3 水平在甲状腺功能的诊断中更为重要。

 8 什么是甲状腺激素抵抗综合征?

甲状腺激素抵抗综合征(SRTH)也称甲状腺激素不应症或甲状腺激素不敏感综合征(THIS),是由于垂体或外周组织细胞内甲状腺激素受体或受体后缺陷,导致甲状腺激素不能发挥正常的对垂体的负反馈作用或产生正常的激素效应,由 Refetoff 在 1967 年首次报道。甲状腺激素抵抗综合征具有家族发病倾向,可呈常染色体显性或隐性遗传,大多数患者是由于甲状腺激素受体发生基因突变、受体减少或受体后缺陷所致。

大多在儿童和青少年期发病,年龄最小的为新生儿,男女均可患病,临床表现为血清游离 T_4(FT₄)和游离 T_3(FT₃)持续升高,同时促甲状腺激素(TSH)正常,患者没有药物、非甲状腺疾病和甲状腺激素转运异常的影响。最特异的表现是给予患者超生理剂量甲状腺激素后,不能抑制升高的 TSH 下降到正常水平,同时也没有外周组织对过量甲状腺激素的反应。根据其发病及临床表现可分为 3 种类型。

(1)全身性甲状腺激素不应症:垂体与周围组织均受累,本型又可分为甲状腺功能代偿正常型及甲状腺功能减退症型。

(2)选择性垂体对甲状腺激素不应症:本型特点为垂体多有受累,对甲状腺激素不反应,而其余外周组织均不受累,可对甲状腺激素反应正常,其临床表现有甲状腺功能亢进症,但 TSH 水平亦高于正常,而又无垂体分泌 TSH 瘤的存在。

(3)选择性外周组织对甲状腺激素不应症:本型特点为周围组织对甲状腺激素不反应或不敏感,而垂体多无受累,对甲状腺激素正常反应。临床表现为甲状腺肿大,无聋哑及骨骺变化,虽甲状腺激素正常及 TSH 正常,但临床有甲状腺功能低下表现,如心动过缓、水肿、乏力、腹胀及便秘等。本型患者给予较大剂量的甲状腺制剂后可使病情缓解,因为其甲状腺功能及 TSH 水平正常,因此临床上对本型患者常常漏诊或误诊。

9　甲状腺激素抵抗综合征该如何治疗?

甲状腺激素抵抗综合征临床表现有所区别,故治疗不同,未来可采用基因治疗。

(1)抗甲状腺药物治疗:已知甲状腺激素抵抗综合征并不是由于甲状腺激素水平升高所致,而是受体对甲状腺激素不敏感,血中甲状腺激素水平升高并具有代偿意义。使用抗甲状腺药物人为地降低血中 T_3、T_4 水平可能加重甲状腺功能减退症表现,促进甲状腺肿加重,并促进 TSH 分泌增多与垂体分泌 TSH 细胞增生与肥大,尤其是儿童甲状腺功能减退症对生长发育不利,所以不主张采用抗甲状腺药物治疗。只有对部分靶器官不反应型患者,可在观察下试用抗甲状腺药物治疗,如疗效不佳,及时停用。

(2)甲状腺激素治疗:可根据病情与类型应用及调整,全身性甲状腺激素不应症患者一般不需甲状腺素治疗,甲状腺功能减退症型可采用 T_4 及碘塞罗宁(T_3)治疗,尤其是对婴幼儿及青少年有益,可促进生长发育,缩小甲状腺肿及减少 TSH 分泌,一般采用左甲状腺素钠(L-T_4)片,每天 2 次,每次 100~200 微克,应用 T_3 制剂也有疗效。对于外周组织的甲状腺激素不应症应给予较大剂量的甲状腺制剂,可使病情好转。对于垂体性的甲状腺激素不应症应控制甲亢症状,可应用抗甲状腺药物或碘-131 治疗等。

(3)糖皮质激素治疗:糖皮质激素可减少 TSH 对 TRH 的兴奋反应,但甲状腺激素不应症患者是否有反应尚无统一意见,有人采用地塞米松,每天 4 次,每次 2~3 毫克,溴隐亭每天 2.5 毫克及左甲状腺素钠(L-T_4)片,每天 5 次,每次 2 毫克,发现疗效甚好,但不宜长期应用,地塞米松的不良反应较大。

10 甲状腺功能减退症的病因有哪些?

与甲状腺功能亢进症相反,甲状腺功能减退症就是一些病因造成了甲状腺功能减退,导致甲状腺激素水平下降,人体代谢降低,从而出现畏寒、怕冷、乏力、便秘、懒动、水肿、声音嘶哑等症状。另外,甲状腺功能减退症患者的血脂往往升高,冠心病的风险会增大。因为甲状腺激素本身还有调节生长发育的作用,所以一旦甲状腺功能减退症出现在儿童身上,就会引起儿童呆小症,表现为身材矮小、智力低下。

甲状腺分泌激素减少的原因有以下几个方面。

(1)先天性疾病:起病于胎儿或新生儿的甲状腺功能减退症被称为呆小症,很难被察觉,孩子的智力水平和体格发育都会受影响,其结果就是身材明显矮小、智力水平低下,不像普通孩子般活蹦乱跳,取而代之的是表情呆钝、唇厚流涎、舌大外伸的特殊面容。引起先天性甲状腺功能减退症的原因很多,9%由甲状腺发育不全或异位引起,其余91%为先天酶缺陷导致甲状腺激素合成不足。呆小症可能是先天性遗传,也可能是母亲妊娠时接受放射治疗或患有自身免疫性疾病,或摄入丙硫氧嘧啶、甲巯咪唑、碘化物等抗甲状腺药物。如果胎儿早期促甲状腺激素(TSH)分泌减少,胚胎期甲状腺停留在舌根部或异位在喉头前、胸腔内或气管内,也会造成先天性甲状腺功能减退症。

(2)慢性淋巴细胞性甲状腺炎(简称"慢甲炎"):其是引起甲状腺功能减退症的最大的幕后"凶手"。由于炎症引起甲状腺滤泡结构破坏,生成的甲状腺激素越来越少,就会出现甲状腺功能减退的表现。

(3)甲状腺破坏性治疗:甲状腺手术或放射性碘常用于治疗甲状腺功能亢进症,通过减少甲状腺分泌激素,帮助患者走出甲状腺功能亢进症的阴影。可是物极必反,如果治疗过头了,就可能造成甲状腺分泌激素减少,引起甲状腺功能减退症。①甲状腺手术引起的甲状腺功能减退症:甲状腺手术的基本原理是切除部分甲状腺组织,减少甲状腺组织的量,从而减少合成甲状腺激素的量,达到治疗甲状腺功能亢进症的目的。手术时甲状腺组织保留过少会导致甲状腺功能减退症,另外,甲状腺组织血供减少和残留甲状腺组织退行性变也会导致甲状腺功能减退症。因此术后甲状腺功能减退症相当部分患者是暂时性的,当然也有部分患者长期存在。②放射性碘治疗引起的甲状腺功能减退症:碘-131治疗甲状腺功能亢进症的目的是破坏足够的甲状腺组织以治愈甲状腺功能亢进症,其最主要缺点是甲状腺功能减退症发生率高,可分为暂时性甲状腺功能减退症和永久性甲状腺功能减退症,后者又分为早期甲状腺功能减退症和晚期甲状腺功能减退症,早期甲状腺功能减退症与碘-131的剂量和患者甲状腺对辐射的敏感性有关,晚期甲状腺功能减退症的原因可能既与碘-131剂量有关,也与患者自身免疫状态有关。

(4)产后大出血:分娩时大出血致循环衰竭时,供应腺垂体及垂体柄的动脉发生痉挛而闭塞。在动脉发生严重痉挛而致闭塞后,垂体门静脉系统的血源供应中断,发生腺垂体缺血性坏死和纤维化,引起腺垂体功能低下,导致促甲状腺激素(TSH)分泌不足,从而甲状腺激素合成不足而致甲减。

(5)肝炎或肿瘤在治疗后:慢性肝炎或者肿瘤患者可能会给予干扰素-α或者白细胞介素-2治疗,这些药物可以激活人体免疫系统,使一些潜在的自身免疫疾病加重、恶化。甲状腺微粒体(TPO)抗体阳性的患者,自身免疫性甲状腺炎可能会加重,导致甲状腺功能减退症,这种甲状腺功能减退症可能是一过性的,但也可能发展为永久性甲状腺功能减退症。因此,肝炎、肿瘤的患者在开始药物治疗前,应当检测甲状腺功能以及甲状腺相关抗体。

(6)药物:服用一些可以阻断甲状腺激素合成或释放的药物可以引起甲状腺功能减退。除了治疗甲状腺功能亢进症的药物之外,抗甲状腺的物质还包含在治疗其他疾病的药物或食品中。锂通常被用来治疗双相躁狂抑郁型精神病,服用含有锂的药物患者可以发生甲状腺肿大,伴或不伴有甲状腺功能减退。与碘相似,锂可以抑制甲状腺激素释放,高浓度的时候可以抑制碘的有机化结合,在抑制有机化过程中碘和锂二者有协同作用。其他药物偶尔可以引起甲状腺功能减退症,包括对氨基水杨酸、苯基丁胺酮、氨鲁米特和乙硫异烟胺。像硫脲类药物一样,这些药物不但干扰甲状腺碘的有机化还可能在甲状腺激素合成的更晚阶段发挥作用。应用酪氨酸激酶抑制药——舒尼替尼,可引起甲状腺破坏而致甲状腺功能减退症。

(7)碘缺乏:中度碘缺乏地区,血清 T_4 浓度通常在正常范围的低值;而重度碘缺乏地区 T_4 浓度就会降低,然而这些地区的大多数患者却不表现为甲状腺功能低下,因为在 T_4 缺乏时 T_3 合成会增加,同时甲状腺内脱碘酶 1 和脱碘酶 2 的活性也会增加。TSH 水平处于正常范围的高值。

(8)碘过量:碘致甲状腺肿和甲状腺功能减退只在一定的甲状腺功能紊乱的情况下发生。易感人群包括自身免疫甲状腺炎患者、接受过放射碘治疗后的 Graves 患者、囊性纤维化病患者。甲状腺肿大和甲状腺功能减退,两者可以独立存在,也可以同时存在。碘过量常是由于长期大剂量补充有机或是无机形式的碘诱导所致,碘造影剂、胺碘酮和聚乙烯吡咯碘酮是常见的碘来源。大剂量的碘可以快速抑制碘有机化结合。尽管长期不断地给予补碘，但是正常人可以很快适应碘的这种抑制效应（急性 Wolff-Chaikoff 效应和逃逸现象）。碘致甲状腺肿或甲状腺功能减退症是由于对碘有机化结合更为强烈的抑制作用和逃逸现象的失效。由于甲状腺激素合成减少和 TSH 水平的增加，碘的转运得到加强。抑制碘的有机化结合，使 TSH 水平增高，从而使甲状腺内碘的浓度不断增加，如此形成一个恶性循环。

11 甲状腺功能减退症容易与哪些疾病相混淆？

甲状腺功能减低发病缓慢，症状不特异，常被患者和家属忽视，不能早期诊断、早期治疗。甲状腺功能减退症需要与肾功能不全、泌乳素瘤、唐氏综合征、特发性水肿、低 T_3 综合征相鉴别。

（1）肾功能不全：此类患者可以有下肢和眼睑的水肿、乏力、面色苍白、食欲缺乏症状，与甲状腺功能减退症相似，但肾功能不全患者多有肾病的病史或者诱因，多有血尿或者蛋白尿，血清肌酐、尿素氮可明显升高，可以鉴别。

（2）泌乳素瘤：垂体泌乳素细胞瘤分泌过量泌乳素引起的较为常见的一种疾病，典型的临床表现有高泌乳素血症、垂体占位性病变。女性患者有闭经、溢乳、不孕，男性患者有性功能减退、乳腺发育、精子数目减少、不育。根据临床症状、泌乳素（PRL）明显升高（＞200 微克/升）、垂体占位性病变基本可以诊断。

（3）唐氏综合征：呆小症患儿特殊面容应与唐氏综合征相鉴别，早期检测甲状腺功能非常重要，同时要注意婴幼儿的发育、饮食、睡眠、排便等情况。必要时可行相关实验室、染色体的检测。对疑似甲状腺功能减退症而缺乏诊断条件的,可给予试验治疗。

(4)特发性水肿:常见于女性,水肿与月经周期有关,也易发生于更年期。常伴有尿少,随着利尿药的应用,每日体重可有较大范围波动。实验室检测甲状腺功能正常,临床上找不到器质性疾病的证据。

(5)低 T_3 综合征:当患者伴有严重的全身性疾病时,如心力衰竭、呼吸衰竭等,体内甲状腺激素水平可以发生改变,它是机体为了降低能量代谢,内分泌系统对疾病的一种反应。患者多表现为 TSH、T_4、FT_4 水平正常,TT_3、FT_3 水平减低。疾病的严重程度与 T_3 降低的幅度相关。

 12 TSH 水平升高的患者一定是甲状腺功能减退症吗?

原发性甲状腺功能减退症是甲状腺功能减退症的主要原因,其 TSH 水平升高。但是,TSH 升高的情况并不仅仅见于甲状腺功能减退症,还包括其他一些情况。①TSH 检测干扰:被检测体内有 TSH 抗体可以引起 TSH 测定值假性升高;②低 T_3 综合征的恢复期:可能是机体对应激的一种自身调整,血清 TSH 可以升高至 5~20 百万国际单位/升;③部分中枢性甲状腺功能减退症患者:可以表现为轻度 TSH 升高(5~10 百万国际单位/升);④肾功能不全、终末期肾病患者:TSH 清除减慢、过量碘摄入、结合于蛋白的甲状腺激素的丢失,可以出现 TSH 的升高;⑤糖皮质激素缺乏:可以引起轻度 TSH 升高;⑥生理适应:暴露于寒冷环境

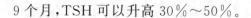

9 个月,TSH 可以升高 30%~50%。

13　如何尽早发现新生儿甲状腺功能减退症,发现后应如何治疗?

新生儿甲状腺功能减退症的发生率是 1/4000,其发病原因包括甲状腺发育不良、甲状腺激素合成异常、下丘脑-垂体性 TSH 缺乏、一过性甲状腺功能减退症等。一过性甲状腺功能减退症大多是由于药物的影响,高碘和母体内一些抗体通过胎盘,抑制胎儿的甲状腺功能。新生儿甲状腺功能减退症的临床症状取决于新生儿甲状腺激素缺乏的程度,一般新生儿期无明显临床症状,直到 1 周后才表现出甲状腺功能减退症临床症状,在临床诊断中应该引起注意。常见的临床症状有:孕期延长或过期产、分娩常需要引产。出生体重一般正常,体温偏低,不稳定,心率慢;肌张力差,反应慢,精神弱,嗜睡,哭声低;皮肤粗且干燥,有花纹,舌头大,吃奶差,便排出延迟或便秘;黄疸延长,后囟门未闭。

我国实行新生儿甲状腺功能减退症的常规筛查制度。目前认为,测定新生儿足跟血 TSH(试纸法)是最可靠的筛查方法,有助于发现新生儿甲状腺功能减退症。具体筛查方法是:新生儿出生后 24~72 小时取足跟血,滴于滤纸上,室温下自然干燥后监测 TSH 浓度作为初筛,如果 TSH>20 单位/升时,一周后再取血清监测 T_4 和 TSH 以确诊。亦有在出生后取 2 毫升脐血,先测定敏感 TSH,如果异常,则在 1 周后取足跟血检测 T_4 和 TSH 以确诊。

治疗原则:早诊断,足量治疗。甲状腺激素治疗的启动越早越好,必须在产后 4~6 周开始。治疗目标是使血清

TT₄水平尽量达到正常范围,并且维持新生儿正常值的上1/3范围。因为下丘脑-垂体-甲状腺轴调整需要时间,TSH升高要持续很长时间,所以 TSH 值不作为治疗目标值。

14 老年人甲状腺功能减退症有哪些临床表现?

老年人甲状腺功能减退症的发病常比较隐匿,症状常不典型,从症状出现到诊断之间的平均时间为 3～5 年,甲状腺通常不大,黏液性水肿和便秘常是主诉,由于黏液性水肿导致体重增加,四肢肿胀,声带水肿导致声音嘶哑、低沉、怕冷、反应迟钝、皮肤干枯、厌食和便秘。具体表现如下。

(1)血液系统:可见轻至中度贫血,易出现瘀斑、出血倾向。

(2)心血管系统:可见心脏双侧普遍增大。心收缩力减弱,心排血量减低,脉弱,血压偏低,心动过缓或发生心包积液,称为黏液水肿性心脏病。此外,继发的高脂血症(以胆固醇增高为主)常伴有动脉粥样硬化,冠心病早发的危险和患病率明显增高。

(3)精神神经系统:智力和记忆力减退,反射迟钝,可有共济失调、眼球震颤等小脑功能障碍;严重者木僵、痴呆、幻觉、妄想,甚至精神失常。癫痫样发作见于长期黏液性水肿者,时有眩晕、耳鸣、听觉减退以至耳聋。

(4)消化系统:食欲缺乏、腹胀、便秘,甚至出现黏液水肿性假性肠梗阻和巨结肠症。

(5)肌肉及骨关节系统:腱反射延迟或肌强直、痉挛,少数有肌肉肥大、叩之有"肌丘"现象。可有关节疼痛、僵硬、麻木和关节肿胀、假性痛风症。少数出现腕管综合征。

（6）其他：可出现多浆膜腔渗出，如心包、胸膜腔、腹膜腔、睾丸鞘膜、关节腔积液，男性阳萎、女性性欲减退，久病者伴肾上腺皮质功能减退。

对年龄超过 60 岁的老年人加强甲状腺功能的筛查，一旦诊断则根据病情给予治疗。治疗宜从小剂量甲状腺激素起始，并结合其他疾病和服药情况，逐步增加剂量。

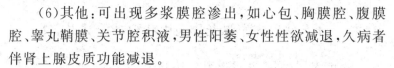

15 甲状腺功能减退症与老年痴呆症有什么关系？

甲状腺功能减退症是甲状腺激素合成和分泌减少所致的一种内分泌疾病。甲状腺功能减退症可发生于任何年龄，但其发病率随着年龄的增长而增加。老年人甲状腺素分泌量减少会引起脑细胞的氧和葡萄糖代谢减慢，使患者表现出精神不济、健忘等症状。约有 2/3 的老年甲状腺功能减退症患者表现出记忆力和注意力减退的症状，严重时会有反应迟钝、嗜睡，甚至精神失常的现象，因此常被误认为是"老年痴呆症"。老年人患甲状腺功能减退症和老年痴呆症的表现是有区别的。甲状腺功能减退症常伴有颜面、颈、腕和踝部肿胀，眼睑松弛下垂，服用甲状腺素片后能改善；而老年痴呆症患者常伴有认知障碍和性格改变，服用甲状腺素药物后无效。

所以，当老人出现上述表现，到医院检查排除老年痴呆症的可能后，不妨也给甲状腺做个检查。因为，这种情况很可能是老人的甲状腺出了问题，不要被假象所迷惑，以免贻误治疗。

16　什么情况应警惕老年人甲状腺功能减退症?

　　老年人甲状腺功能减退症临床症状不典型,缺乏特异性,起病隐匿,有的甚至完全无临床症状,容易被忽视。经常到病程晚期表现出明显不适就诊才被发现,当有以下症状时应警惕老年人甲状腺功能减退症。

　　(1)怕冷:寒冷的冬天,很多老年人甚至年轻的女性都会出现怕冷、手足冰凉的现象,这时候切莫大意,可能甲状腺功能减退症就隐藏在这部分人群中。冬季,机体为适应环境气候的变化,对甲状腺激素的需求量也相应地增加了,正常人的甲状腺可以通过自身调节,适当提高甲状腺激素的分泌量来满足需要。而甲状腺功能减退症患者的调节能力差,不能满足增加的需求量,就会出现怕冷,与冬季常人出现的手足冰凉、怕冷的现象有所区别,甲状腺功能减退症患者比一般人感觉到的手足冰凉更加强烈,而且是全身性的。

　　(2)皮肤干燥、瘙痒:冬季是瘙痒症好发的季节,尤其多见于老年人,许多人简单地认为干燥、瘙痒只是简单的皮肤病,涂些止痒药膏就可以了,甲状腺功能减退症可能就是这样被漏诊的。据统计,甲状腺功能减退症患者约 19% 有皮肤瘙痒症状,须与单纯性的冬季瘙痒症区别。当皮肤干燥、粗糙、皲裂、脱屑、瘙痒,甚至毛发脱落,伴有面色苍白或者蜡黄、有贫血貌时,就要及时到医院去检查,是否患上了甲状腺功能减退症。

　　(3)便秘:由于气候、饮食、人体生理等的变化,冬季成为便秘易发的时节,也正因为如此,冬季出现便秘成了见怪不怪的事情,却不知有些便秘可能是甲状腺功能减退症引起。

甲状腺功能减退症会导致胃肠功能紊乱,出现大便干结、便秘、食欲缺乏等症状。

(4)反应迟钝:老年人甲状腺功能减退症会变得行动迟缓、少言懒语、对事物失去兴趣,甚至反应迟钝、记忆力变差。

此外,甲状腺功能减退症患者还会出现心搏缓慢,容易被误认为是生理性的基础心率减慢。

17 亚临床甲状腺功能减退症有哪些临床表现?

亚临床甲状腺功能减退症可以出现多种类似临床甲状腺功能减退症的症状,只是其程度较轻微。由于目前缺乏敏感度好的甲状腺功能的外周指标,因此缺乏统一的标准。尽管如此,这些轻微的变化在多年的发展过程中也能够影响各种器官的功能状态,使患者产生一系列的临床并发症。

(1)高脂血症:甲状腺功能状态与脂质代谢紧密关联。大部分甲状腺功能减退症患者血清总胆固醇(TC)、低密度脂蛋白胆固醇(LDL-C)和三酰甘油(TG)明显高于正常。

(2)心功能改变:心率减慢和心肌收缩功能下降。

(3)神经精神异常:常伴有认知功能和情绪的改变,部分患者出现抑郁症状。

18 成年型甲状腺功能减退症有哪些临床表现?

(1)一般表现:成年型甲状腺功能减退症一般可表现为畏寒、少汗、乏力、懒言少动。典型黏液性水肿者呈表情淡漠、面色苍白、水肿。皮肤干燥、增厚、粗糙、脱屑,踝部呈非凹陷性水肿,毛发干燥稀疏。因贫血或胡萝卜素血症,手足掌呈姜黄色。体重增加。

(2)神经、精神系统表现:嗜睡、记忆力及智力低下、反应迟钝、精神抑郁,有些呈神经质表现,严重者发展为猜疑性精神分裂症。后期多痴呆、幻觉、木僵或昏迷,20%～25%的重症患者可发生惊厥。因黏液蛋白沉积可致小脑功能障碍,呈共济失调、眼球震颤等,跟腱反射减退。

(3)心血管系统表现:心动过缓(<60 次/分)、心音低弱、心界扩大,超声心动图常提示心包积液,一般为高蛋白浆液性渗出物,很少发生心脏压迫症状。也可发生心肌病变,心排血量减少,但心脏耗氧量亦相应减少,故发生心绞痛与心力衰竭者罕见。

(4)消化系统表现:食欲缺乏、腹胀、便秘,严重者可出现麻痹性肠梗阻。可有肝功能异常,表现为天冬氨酸氨基转移酶(AST)、乳酸脱氢酶(LDH)、肌酸磷酸激酶(CPK)增高,易误诊为心肌梗死。

(5)其他系统的表现:①性欲减退,男性阳萎,女性不孕。②女性可有月经紊乱,约 1/3 的患者可有溢乳、呼吸困难、嗓音嘶哑、听力损伤。③如原发性甲状腺功能减退症伴自身免疫性所致的肾上腺皮质功能减退和 1 型糖尿病,称为 Schmidt 综合征。④由于肌无力,可出现肌肉阵发性短暂性疼痛、痉挛或强直,黏液性水肿患者可伴关节病变。⑤因代谢低下,胃酸缺乏或维生素 B_{12} 吸收障碍,2/3 的甲状腺功能减退症患者可有轻、中度正色素性或低色素性小红细胞型贫血,少数患者有恶性贫血。

19 甲状腺功能减退症对全身有哪些危害?

怕冷、虚胖、精神不振是甲状腺功能减退症最常见的症状。甲状腺功能减退症对全身的危害主要有：怕冷、体重增加、容易便秘、小腿常抽筋、精神不振、脉搏变慢、食欲不佳、皮肤水肿、四肢麻痹（麻木）。有以下症状应警惕甲状腺功能减退症。

（1）典型症状：颈部肿大无痛感、倦怠、脉搏变慢（60 次/分以下）。

（2）神经系统：精神不济、思维缓慢、注意力不集中、情绪低落、抑郁。

（3）肌肉系统：行为迟缓、肌肉骨骼僵硬、小腿抽筋。

（4）心血管系统：血压增高、胆固醇水平增高、心律失常，严重者可见心脏肥大。

（5）消化系统：饭量正常体重却增加、排便次数减少或便秘。

（6）生殖系统：女性患者常见月经异常、周期变长、量多、经期延长、闭经。

（7）皮肤：怕冷、干燥不光滑、水肿、表情麻木、舌头麻木、脸色发黄。

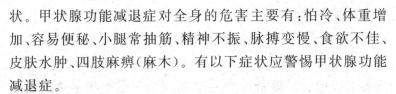 **20** **诊断甲状腺功能减退症需做哪些检查？**

（1）激素水平、功能试验及抗体检测

①血清 TSH：血清 TSH 是最有用的检测指标，对甲状腺功能减退症诊断有极重要意义。原发性甲状腺功能减退症，TSH 升高是最敏感和最早期的诊断指标；垂体性或下丘脑性甲状腺功能减退症，根据下丘脑-垂体病情轻重，TSH 可正常、偏低或明显降低；周围性甲状腺功能减退症，TSH 增高或减低。

②血清甲状腺激素（T_3、T_4）：不管何种类型甲状腺功能减退症，血清 TT_4 和 FT_4 减低是临床甲状腺功能减退症诊断必备的条件。血清 TT_3、FT_3 在轻症患者可在正常范围，严重患者降低。T_4 降低而 T_3 正常可视为早期甲状腺功能减退症的表现。但是，部分患者血清 T_3 正常而 T_4 降低，也可能是甲状腺在 TSH 刺激下或碘不足情况下合成生物活性较强的 T_3 相对增多，或周围组织中的 T_4 较多地转化为 T_3 的缘故。此外，在患严重疾病且甲状腺功能正常的患者及老年正常人中，血清 T_3 可降低，故 T_4 浓度在诊断上比 T_3 浓度更为重要。由于总 T_3，T_4 受 TBG 的影响，故测定 FT_3、FT_4 比 TT_3、TT_4 更敏感、准确。亚临床型甲状腺功能减退症患者仅有血清 TSH 升高，TT_4 或 FT_4 正常。

③反 T_3（rT_3）：在甲状腺性及中枢性甲状腺功能减退症中降低，在周围性甲状腺功能减退症中可能增高。

④甲状腺摄碘率实验（RAIU）：在甲状腺功能减退症的评估中常不需要。使用放射性碘来评估甲状腺功能的实验易变，主要取决于甲状腺本身功能减退程度。如果饮食中碘的摄入量相对较高，就减少了放射碘的摄取剂量，并且同一个体每天的碘摄入量也是变化的，低 RAIU 就会使得这项实验的诊断价值降低。当甲状腺功能减退症主要是由于甲状腺激素的合成障碍，而不是由甲状腺细胞的破坏所导致的甲状腺代偿性增大造成时，RAIU 很可能是正常，甚至是升高的。

⑤促甲状腺激素释放激素兴奋试验（TRH 兴奋试验）：原发性甲状腺功能减退症，基础 TSH 升高，TRH 刺激后 TSH 升高更明显；垂体性（继发性）甲状腺功能减退症，基础

TSH 正常、偏低或偏高,TRH 刺激后血中 TSH 不升高或呈低(弱)反应,表明垂体 TSH 贮备功能降低;下丘脑性(散发性)甲状腺功能减退症,基础 TSH 正常或偏低,在 TRH 刺激后 TSH 升高,并呈延迟反应。

⑥抗体测定:血清抗甲状腺球蛋白抗体(TgAb),抗甲状腺过氧化物酶抗体(TPOAb)阳性,提示甲状腺功能减退症是由于自身免疫性甲状腺炎所致。

(2)生化检查和其他检查

①生化检查:血清胆固醇明显升高,甘油三酯增高,LDL-C 增高,HDL-C 降低,同型半胱氨酸增高,血清 SGOT、磷酸肌酸激酶(CPK)、乳酸脱氢酶(LDH)增高。

②X 线检查:骨龄的检查有助于呆小症的早期诊断。X 线片上骨骼的特征有:成骨中心出现和成长迟缓(骨龄延迟),成骨中心骨化不均匀,呈斑点状(多发性骨化灶)。骨骺与骨干的愈合延迟。胸部 X 线可见心脏向两侧增大,可伴心包积液和胸腔积液。

③脑电图检查:某些呆小症者脑电图有弥漫性异常,频率偏低,节律不齐,有阵发性双侧 Q 波,无 α 波,表现脑中枢功能障碍。

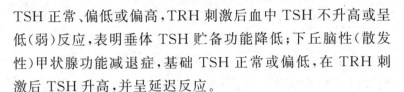

21 **甲状腺功能亢进症可能变成甲状腺功能减退症吗?**

甲状腺功能亢进症变成甲状腺功能减退症的情况,可能有两方面的原因。一是甲状腺功能亢进症治疗后产生了逆反症状,二是患者患的是桥本甲状腺功能亢进症。

(1)治疗引起的甲状腺功能减退症:治疗甲状腺功能亢

进症,可选择口服药物、放射性碘和手术三种方式,各有优缺点。①甲状腺功能亢进症患者在治疗过程中,服用过量抗甲状腺功能亢进症药物,或者未按时调整药物剂量,可以出现药物性甲状腺功能减退症;②甲状腺功能亢进症患者选择手术治疗方式,甲状腺组织切除过多,可以导致甲状腺功能减退症;③甲状腺功能亢进症患者选择碘-131治疗后10年,约有50%的患者会出现甲状腺功能减退症。

(2)先亢进后减退的桥本甲状腺炎:桥本甲状腺功能亢进症是指慢性淋巴细胞性甲状腺炎(桥本甲状腺炎),发病早期可表现为甲状腺功能亢进状态。由于这种病是一种自身免疫性疾病,甲状腺遭到自身抗体攻击破坏,最终导致功能减退,于是转为甲状腺功能减退状态。

22 什么是甲状腺功能减退症危象,应如何防治?

前面提到过,甲状腺功能亢进症患者最怕出现的就是甲状腺功能亢进症危象,这是要命的症状,死亡率很高。对于甲状腺功能亢进症的"同胞兄弟"——甲状腺功能减退症,同样有致命的情况,就是当病情极其严重时会出现甲状腺功能减退症危象,也称为黏液性水肿昏迷,是长期甲状腺功能减退症的重症表现,死亡率高,多发生于老年人群中,易发于冬季寒冷季节。当未恰当治疗的甲状腺功能减退症患者,在感染、镇静药物等诱因下,体温降低,最低可降低至23℃,伴有心动过缓,血压过低,神志精神异常,嗜睡,四肢松弛,反射消失,则应警惕黏液性水肿昏迷的发生,一些患者在昏迷期间甚至会发生癫痫。因此,甲状腺功能减退症患者千万要注意保暖。一旦发病,必须马上送医院治疗。

甲状腺功能减退症危象的发生可能是多种因素综合作用的结果:①甲状腺功能减退症患者低体温时脑细胞不能正常工作,产生高度抑制;②蛛网膜下腔或脉络膜水肿变性,使脑脊液压力升高;③甲状腺功能减退症时心率减慢,收缩力下降,心射血量下降,脑部血流供应减少,引起脑缺氧;④肺活量、肺泡换气功能降低,血液中二氧化碳张力明显增加,产生二氧化碳麻醉;⑤严重感染及低血钠也可引起昏迷;⑥甲状腺功能减退症患者容易发生低血糖,低血糖时脑细胞对糖的利用减低;⑦甲状腺激素缺乏,脑内许多重要的酶活性受到抑制。

甲状腺功能减退症危象常见的诱因有:①患者暴露于寒冷环境中;②严重创伤;③使用镇静剂或麻醉剂;④胰岛素过量;⑤各种感染;⑥甲状腺功能减退症患者自行停用药物。

(1)预防:①甲状腺功能减退症患者应按时用药,不能自行停药。②预防各种诱因:注意保暖,预防感染,慎用镇静药物,适当选择其他手术时机,避免不恰当的麻醉、手术应激,加重病情。③注意观察甲状腺功能减退症病情加重的一些征兆,比如低体温、慢心率、低血压、精神神志异常,及时就诊。

(2)治疗

①去除诱因,其中以感染最常见,积极抗感染治疗。

②补充甲状腺激素:尽快选择起效快的 T_3(T_4 需转化为 T_3 才能发挥最大作用,而重症患者 T_4 向 T_3 转化降低)。最好是静脉制剂,首剂 40~120 微克,以后每 6 小时静脉注射 5~15 微克,直至患者可以口服片剂;如无静脉制剂,可以给以 T_3 片剂研碎后鼻饲,每 4~6 小时一次,每次 20~30 微

克。如无 T_3,则可服用 T_4。对于老年人及心功能不全患者,宜减少剂量,多为一般用量的 1/5~1/4。

③吸氧,保持呼吸道通畅,必要可气管切开、气管插管,呼吸机辅助呼吸,保证充分的气体交换。

④保温:通常采用增加被褥,提高室温的方法保暖,室温调节要逐步递增,以免耗氧量增加对病情不利;慎用电热毯,避免导致血管扩张,血容量不足,诱发或者加重低血压。

⑤糖皮质激素,可每 4~6 小时给予氢化可的松 50~100 毫克,患者清醒后逐渐停药。

⑥其他支持治疗。低血压、血容量不足,可适当给予补液、升压等对症支持治疗,贫血患者可以输血,但应注意心功能和避免心律失常。

23 甲状腺功能减退症会引起血脂升高吗?

血脂是血浆中的脂类物质的总称,具体包括甘油三酯、胆固醇、磷脂等。其中,胆固醇分高密度脂蛋白胆固醇和低密度脂蛋白胆固醇。甲状腺会分泌甲状腺激素,甲状腺激素对血脂中的胆固醇,特别是低密度脂蛋白胆固醇,具有双向调节作用:既可以促进肝组织内胆固醇的合成,又可以促进胆固醇及其代谢产物从胆汁的排泄。

患上甲状腺功能减退症后,患者体内的甲状腺激素分泌不足。这对胆固醇的合成和分解都有影响,即胆固醇合成和分解都会减慢。但相比而言,胆固醇的分解过程对甲状腺激素缺乏更为敏感。因此,胆固醇分解放慢的幅度比其合成放慢的幅度要大。也就是说,甲状腺激素不足时,尽管胆固醇的合成减慢,但其降解的速度将变得更慢,即胆固醇水平势必会升高。因此,不难理解为什么甲状腺功能减退症会成为血脂升高的"祸首"之一了。临床上就诊的甲状腺功能减退症患者,几乎百分之百都有胆固醇升高,特别是低密度脂蛋白胆固醇水平的升高。低密度脂蛋白胆固醇水平升高,可导致动脉粥样硬化、冠心病等严重心血管疾病的发生。甲状腺功能减退症患者若因血脂水平升高而患上心血管疾病,一旦心血管疾病出现了临床症状,将给患者带来巨大的危害。甲状腺功能减退症常被称为"万病之源",这说明甲状腺功能减退症的临床表现很丰富。另一方面也说明,甲状腺功能减退症的临床表现虽多,却缺乏特异性。这意味着,很多患者虽然有甲状腺功能减退症表现,但这些表现却很难被医生或患者察觉。

所以,除了具有高危因素的人群,如进行过碘-131治疗者、做过甲状腺手术者、原有甲状腺功能异常者等,每年应进行常规体检外,有胆固醇水平异常、血脂增高的患者,尤其是体重也增加的,应该做一下甲状腺功能检查,以确定血脂增高是否由甲状腺功能减退症所引起。血脂增高的患者,做过了甲状腺功能检查,如果确定血脂增高是由甲状腺功能减退症所致,则其治疗与一般的降脂治疗不同——不必急于服用降脂药。

甲状腺功能减退症患者血脂增高,应先治疗甲状腺功能减退症。甲状腺功能减退症的治疗很简单,按照医生指导,每天服药即可。目前临床上治疗甲状腺功能减退症的一线药物是左甲状腺素钠片。当服用左甲状腺素钠片,将甲状腺激素补充至正常水平后,经过3~6个月,再复查血脂。一般而言,随着甲状腺功能减退症病情的控制,血脂水平可能会逐渐恢复正常。然而,需要提醒的是,治疗甲状腺功能减退症须终身服药。千万不能因为血脂正常了,便放宽心而忽略了服药。否则,甲状腺功能减退症病情会反复,血脂水平也会再次变得起伏不定。

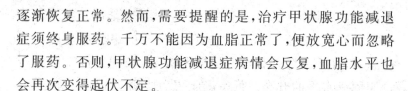

24 什么是替代治疗?

谈到甲状腺功能减退症的治疗,就不得不提替代治疗,因为就目前的医疗水平来说,替代治疗是对付甲状腺功能减退症最主要也是效果最好的疗法。比如肾功能衰退了,就用透析来替代肾完成代谢;患糖尿病时胰岛素不足了,就用人工合成的胰岛素代替。甲状腺功能减退症的替代疗法也是如此:甲状腺分泌甲状腺激素过少,引起身体疾病,那我们就找一种功能和甲状腺激素一样的药物来代替,从而发挥和甲状腺激素一样的功能。

目前来说,替代疗法主要用甲状腺激素制剂来补充身体自身分泌过少的甲状腺激素。临床常见的甲状腺制剂有甲状腺片、左甲状腺素(优甲乐、加衡)、左旋三碘甲状腺原氨酸(L-T_3)及合成的 T_4 和 T_3 混合剂。甲状腺片为猪或牛、羊的甲状腺取出结缔组织和脂肪后制成的,临床上较为常用。L-T_3 和 L-T_4 肠道吸收稳定,但价格较贵。T_4 和 T_3 混合剂是按 4:1 比例混合而成,其优点有近似内生甲状腺激素的作用。

替代治疗最早的变化是前 2～3 天尿量显著增多、体重下降、面容改变;1 周后基础体温升高,脉搏、呼吸变快,耐寒能力增加,脑力和体力活动增加,2 周后语言恢复正常,食欲增加,便秘消失,跟腱反射时间缩短。判断患者的替代剂量是否合适,一般根据患者的症状、体征及甲状腺激素和 TSH

水平综合考虑决定，T_3、T_4、TSH 和胆固醇、肌酸磷酸激酶、跟腱反射时间监测是疗效判定的可靠、客观指标。其中 T_4、TSH 恢复正常范围常作为剂量合适的标准。

替代治疗过程中应注意开始剂量宜小，由于甲状腺功能减退症患者病史一般较长，年龄偏大，甲状腺功能减退症患者常合并高脂血症，冠心病发生率较高，但由于甲状腺功能减退症患者机体代谢率低下，耗氧量少，患者并不表现心绞痛，容易被忽略，当患者补充甲状腺激素后，基础代谢率很快增加，耗氧量也很快增加，而高脂血症和冠状动脉的病变不能很快改善，这样就会诱发心绞痛。甲状腺功能减退症病情越重，发病病程越长，开始剂量越小。无论是暂时性甲状腺功能减退症还是终身性甲状腺功能减退症的新生儿接受替代治疗，一直到 3 岁左右都不要停药。通过下列方法可以鉴别暂时性甲状腺功能减退症和终身性甲状腺功能减退症：停药或减药 2 周后，终身性甲状腺功能减退症 T_3、T_4 降低，TSH 升高幅度明显增大，而暂时性甲状腺功能减退症 T_3、T_4 轻度降低，TSH 3 周升高到峰值，4～6 周 T_3、T_4、TSH 都变正常。终身性甲状腺功能减退症需要终身替代治疗，暂时性甲状腺功能减退症可以在甲状腺功能稳定后停药。

25 甲状腺功能减退症服药有哪些注意事项？

甲状腺功能减退症的发病主要是由于各种原因引起的体内甲状腺激素水平降低，所以其治疗主要是以甲状腺素片剂替代治疗为主。甲状腺功能减退症服药应注意以下事项。

（1）初始剂量宜小，逐渐递增。不同的患者初次用药剂量应该有差别，对于年龄较轻、不伴有心脏疾病的患者，初始计量可以略偏大；伴有心脏疾病及有精神症状的患者，初次用药剂量更应从小剂量开始，然后缓慢递增。

（2）药物剂量的个体差异较大，单一个体也会因年龄、体重、环境、病情变化而引起治疗剂量的改变，所以接受替代治疗的患者应每年至少监测 2 次血清 TSH、T_4、T_3 水平。

（3）老年患者剂量应酌情减少。孕妇应酌情增加。

（4）有些食物或药物会影响甲状腺素（T_4）的吸收，如豆制品、钙剂、铁剂及一些抗酸药和保护胃黏膜的药物。所以，使用甲状腺素做替代治疗的患者通常要求在早晨空腹服用，如果胃肠道不适可以在早餐后服用，但应避免上述影响药物吸收的食物和药物。服用其他药物的患者建议咨询药师，以免药物之间相互作用，影响疗效。

（5）甲状腺功能减退症患者补充甲状腺激素后，重新建立下丘脑-垂体-甲状腺轴的平衡一般需要 4～6 周的时间，所以，在治疗初期，应每隔 4～6 周测定相关激素指标，根据结果调整甲状腺素剂量，直到达到治疗目标。治疗达标后，需要每 6～12 个月复测 1 次相关激素指标。

26　婴幼儿患甲状腺功能减退症应该怎么办？

甲状腺激素不仅调控人体的代谢功能，还参与人体生长发育的调控，对骨骼发育和神经系统发育有着极其重要的作用。所以，婴幼儿患甲状腺功能减退症，其危害远比成人患甲状腺功能减退症更为严重，影响也更大。如果在婴幼儿时期受到甲状腺功能减退症的危害，就会导致患儿比同龄孩子身材矮小，智力低下。因此，对于婴幼儿甲状腺功能减退症，早期发现、早期治疗非常重要，错过这一时期，很可能酿成悲剧。

和成人甲状腺功能减退症一样,替代治疗仍然是首选,积极地将甲状腺功能恢复到正常水平是最重要的。婴幼儿甲状腺功能减退症的用药方法因病情不同而差别很大,没有较为统一的服用剂量,所以,对于婴幼儿甲状腺功能减退症,尽早入院检查,根据患儿病情制订服药策略。

27 呆小症需要终身服药吗?

呆小症是指先天性甲状腺功能低下症。妊娠时母体缺乏甲状腺激素,会引起胎儿脑神经发育障碍,重者会发生呆小症。呆小症病儿出生时,身高、体重等可无明显异常,一般仅表现为反应迟钝、不爱哭闹、体温偏低等,家长往往很难察觉,直至3～6个月出现发育迟缓等明显症状。

如果在出生后的前3个月发现并开始补充外源性甲状腺素,可使病儿基本正常发育。一旦发现过晚,贻误了早期治疗时机,则会造成病儿终生智力低下及矮小。目前,我国有新生儿的呆小症筛查项目,一般在孩子出生第5天左右进行验血可检查。一经确诊,需要在医生指导下按要求服药。如果情况严重,不排除终身服药。有家长担心药物的不良反应问题,其实,外源性甲状腺素药物与人体正常分泌的甲状腺素基本是一致的,按医嘱服药是安全的。如果盲目停药,可能影响孩子的正常生长发育。

28 甲状腺功能减退症患者需要终身服药吗?

甲状腺功能减退症根据病程演变不同可分为永久性甲状腺功能减退症和暂时性甲状腺功能减退症。永久性甲状腺功能减退症是指由于甲状腺组织的严重破坏,虽经治疗但患者的甲状腺功能不能再恢复正常,此类患者须终身服药。暂时性甲状腺功能减退症是指在甲状腺功能亢进症的治疗过程中或其他甲状腺疾病的病程中出现一过性甲状腺功能减退,此类患者在甲状腺功能恢复正常后即可停药。甲状腺功能低下者不能任意停药,尤其在妊娠期间,此时母亲对甲状腺素的需求增加,若补充不足,会影响胎儿生长。

29 亚临床甲状腺功能减退症都需要治疗吗?

亚临床甲状腺功能减退症是早期的甲状腺功能减退,约每年 5% 的患者会进展为显性甲状腺功能减退症,在老年人(≥65 岁)中更有临床预测意义,约 80% 在 4 年内发展为临床甲状腺功能减退症。并不是所有的亚临床甲状腺功能减退症患者均需服药治疗,但以下情况可以考虑药物治疗:①血清 TSH 水平≥10 百万国际单位/升,建议甲状腺激素替代治疗;②血清 TSH 水平在 5~10 百万国际单位/升,在以下这些情况下可考虑替代治疗:有甲状腺功能减退症的临床症状,如乏力、易困等;抗甲状腺过氧化物酶抗体(TPO)阳性患者;甲状腺肿大的患者;妊娠或打算妊娠的女性患者;血脂异常如高胆固醇血症的患者;临床伴有不育、排卵功能障碍的患者。③医源性因素:甲状腺手术、放射性碘治疗、颈部的放射性治疗后亚临床甲状腺功能减退症应当服用药物治疗;④血清 TSH 水平在 3 百万~5 百万国际单位/升的患者,一般不推荐治疗,但应定期随访 TSH。

30 甲状腺功能减退症患者需要补碘吗?

总的来说,甲状腺功能减退症患者应该补碘,但需要针对不同类型的患者加以区分,而且要补得适量,因为过量的碘不仅不能缓解病情,还会造成一些甲状腺功能减退症患者病情加重。

一些地区环境中缺碘,吃的食物中碘不足,容易得"大脖子病",也就是地方性甲状腺肿。这类患者合并甲状腺功能减退症时,应适量补碘,比如食用补碘盐,吃些海带、紫菜等含碘食物。如果是桥本甲状腺炎患者,则应该慎重补碘,短期内过量补碘会引起病情波动。

因为多数甲状腺功能减退症患者是由桥本甲状腺炎引起的,所以,对于甲状腺功能减退症患者来说,不盲目补碘和忌碘才是上策,最好咨询内分泌科的医生,正确对待补碘这个问题。

 31 甲状腺功能减退症患者日常饮食应注意什么?

甲状腺功能减退症患者饮食原则如下。

(1)补充碘盐:因缺碘引起的甲状腺功能减退症,须选用适量海带、紫菜,可用碘盐、碘酱油、碘蛋和面包加碘。炒菜时要注意,碘盐不宜放入沸油中,以免碘挥发而降低碘浓度。此外,对生育妇女更要注意碘盐的补充,防止因母体缺碘而导致子代患克汀病。

(2)忌用易引起甲状腺肿物质:避免食用卷心菜、白菜、油菜、木薯、核桃等,以免发生甲状腺肿大。

(3)供给足量蛋白质:每人每天蛋白质量至少超过 20

克,才能维持人体蛋白质平衡,每日约有 3% 蛋白质不断更
新,甲状腺功能减退症时小肠黏膜更新速度减慢,消化液分
泌腺体受影响,酶活力下降,白蛋白下降,故应补充蛋白质的
基本成分——氨基酸,尤其是必需氨基酸。蛋白质补充可选
用蛋类、乳类、各种肉类、鱼类;植物蛋白可互补,如各种豆制
品、黄豆等。

(4)限制脂肪和富含胆固醇的饮食:甲状腺功能减退症
患者往往有高脂血症,这在原发性甲状腺功能减退症中更明
显,故应限制脂肪饮食。每日脂肪供给占总热量 20% 左右,
限用高脂肪类食品,如食油、花生米、核桃仁、杏仁、芝麻酱、
火腿、五花肉、甘乳酪等。并限制富含胆固醇的饮食,如奶
油、动物脑及内脏等。

(5)纠正贫血,供给丰富维生素:有贫血者应补充富含铁
质的饮食,补充维生素 B_{12},如动物肝,还要保证摄入各种蔬
菜及新鲜水果。必要时还要补充叶酸、肝制剂等。

32 甲状腺功能减退症对妊娠有影响吗?

妊娠期间母体充足的甲状腺激素对于保证母体及其胎
儿的健康非常重要。母体临床甲状腺功能减退症、亚临床甲
状腺功能减退症、孤立的低 T_4 血症和甲状腺自身抗体阳性
均可以对母体和妊娠过程带来不良结果。临床甲状腺功能
减退症可使患者生育能力降低。妊娠期母体甲状腺功能减
退症可发生妊娠高血压、胎盘剥离、自发性流产、胎儿宫内窘
迫、早产及低体重儿。

研究表明妊娠约 20 周,胎儿甲状腺功能才能完全建立,
合成和分泌足量的甲状腺激素。在此之前,胎儿的甲状腺激

素主要来源于母体,特别是在妊娠早期(12周前)胎儿的甲状腺激素完全依赖母体提供。在妊娠的各个时期,母亲的甲状腺素减少,即使是轻微的或短暂的,也可不同程度地影响胎儿的脑发育,表现为儿童期智商和心智评分低下。已经明确母体临床甲状腺功能减退症与胎儿的神经精神发育障碍有关。甲状腺激素减少,可造成胎儿发育期大脑皮质中主管语言、听觉和智力的部分不能得到完全分化和发育。亚临床甲状腺功能减退症的孕妇,最好补充甲状腺素,孕妇及胎儿均可从甲状腺素替代治疗中获益。L-T_4是妊娠妇女或准备妊娠的妇女甲状腺激素替代治疗首选的制剂。妊娠妇女一旦确诊甲状腺功能减退症,应及时、足量补充外源性L-T_4,纠正母体的甲状腺激素水平,保证妊娠4~6个月母体对胎儿的甲状腺激素的供应,满足胎儿第一个脑快速发育期对甲状腺激素的需要。妊娠前3个月的TSH正常上限设定在2.5毫单位/升,这个值也可以作为补充L-T_4纠正甲减的目标值,根据该目标值进行L-T_4剂量的调整。整个妊娠过程中应尽早使血清TSH达到0.3~2.5毫单位/升;血清FT_4保持在非妊娠成人正常范围的上1/3水平;血清TT_4维持在非妊娠成人正常值的1.5倍水平。

33 甲状腺功能减退症对心脏及其血液供应有什么影响?

甲状腺功能减退症时血清T_4不足,心肌细胞间质黏蛋白沉积及心肌环化酶减少,使心肌细胞黏液性水肿,肌原纤维变性坏死导致心肌代谢减低。此外,甲状腺功能减退症时还会引起心脏收缩-舒张减弱和心排血量降低,引起心脏扩大和心肌假性肥大。临床表现多为心悸、气促、劳累后加重、血压低、心动过缓、心音低钝及心排血量较低。严重的甲状腺功能减退症患者可以出现心脏边界扩大,这主要是由于心包渗出液增多、心包积水的结果。10%的甲状腺功能减退症患者可伴有高血压。甲状腺功能减退症如果长期未治,由于血脂异常、高血压,容易并发动脉粥样硬化。

34　如何诊断甲状腺功能减退症性心脏病?

符合下述 4 条者,可诊断为甲状腺功能减退症性心脏病。

(1)符合甲状腺功能减退的诊断标准。

(2)心脏增大、心包积液、心力衰竭的表现和心电图异常。

(3)除外其他原因的心脏病。

(4)经甲状腺激素替代治疗后明显好转甚至恢复。

由于老年人甲状腺功能减退症起病缓慢,表现不典型,许多症状往往归之于老年性改变而不加重视,心血管系统的改变又酷似心脏病,如冠心病或高血压性心脏病,故甚易误诊。因此,对老年人尤其是女性,伴有原因不明的心脏扩大、心包积液及心电图表现为 QRS 低电压而心率不快者,均应考虑有甲状腺功能减退症性心脏病的可能,须做相应检查。

35　甲状腺功能减退症会引起甲状腺增大、颈粗吗?

甲状腺功能减退症可以引起患者甲状腺增大、颈粗。一些甲状腺功能减退症患者,由于甲状腺激素合成下降,反馈到下丘脑、垂体,TSH 水平升高。TSH 可以刺激甲状腺组织细胞增生,甲状腺腺体增大,颈部增粗,一些患者甚至可形成结节。但是,并不是所有甲状腺功能减退症患者都会出现甲状腺增大,相当多的患者由于慢性炎症,正常甲状腺组织细胞被破坏,代之以纤维组织增生,可以出现甲状腺组织萎缩。

36 女性甲状腺功能减退症患者为什么会出现月经紊乱,甚至泌乳?

甲状腺激素对维持正常的性腺功能和生殖发育是必需的。甲状腺功能减退症患者由于缺乏甲状腺激素,雌二醇转变为雌三醇的过程加速,雌二醇减少,引起性腺发育及功能障碍,女性患者出现月经紊乱,晚期则月经减少、闭经、生殖能力下降、妊娠后易流产。

甲状腺激素减低时,对下丘脑促甲状腺激素释放激素(TRH)的抑制作用减弱,导致 TRH 升高,升高的 TRH 刺激垂体分泌催乳素,所以甲状腺功能减退症患者血液中的催乳素可以升高,升高的催乳素刺激乳房溢乳,尤其是那些既往有分娩和哺乳史的患者,溢乳现象更为明显。

对于原发甲状腺功能减退症引起的高催乳素血症患者,需要进行甲状腺激素替代治疗,甲状腺激素替代治疗的效果是非常满意的。当甲状腺激素和促甲状腺激素恢复正常后,血清催乳素也随之下降到正常,临床溢乳现象也随之消失。

37 甲状腺功能减退症患者为什么容易贫血?

甲状腺功能减退症的贫血发生率高于甲状腺功能亢进症的贫血发生率,约有 25% 的甲状腺功能减退症患者出现不同程度的贫血,但一般为轻中度正或低色素小细胞贫血。可能原因为:甲状腺功能减退症患者代谢降低,氧耗减少,导致肾性红细胞生成素减少;甲状腺功能减退症对红细胞前体的影响;甲状腺功能减退症多为女性,甲状腺功能减退症会使月经量增多,失血、失铁过多,经期延长;甲状腺功能减退症会导致胃酸缺乏,胃肠道吸收障碍。甲状腺功能减退症患者还会出现凝血机制异常。白细胞和血小板异常少见,多为正常。

38 甲状腺功能减退症患者为什么容易打鼾?

甲状腺功能减退症患者常有胸腔积液,但很少患者因此而引起呼吸困难。患者肺容量通常正常,但肺部气体弥散功能下降,氧气和二氧化碳交换下降;严重甲状腺功能减退症患者,与呼吸运动相关的肌肉由于发生水肿,收缩、舒张功能下降,可以加重肺部换气不足和二氧化碳潴留,可导致黏液性水肿昏迷,呼吸功能衰竭。患者由于舌体、口咽部周围肌肉水肿肥大,常可出现上呼吸道的狭窄,甚至出现睡眠时打呼噜(阻塞性睡眠呼吸暂停),影响正常的呼吸功能(吸入氧气、呼出二氧化碳),这些情况在服药治疗后可逐渐恢复正常。

39 甲状腺功能减退症患者为什么容易不孕、不育?

对于成年女性,严重甲状腺功能减退症可以导致性欲减退和排卵障碍,由于黄体生成素分泌频率、幅度的紊乱,致使孕酮不适当分泌,子宫内膜增生,造成月经周期紊乱和经血过多。继发性甲状腺功能减退症可能导致卵巢萎缩和闭经。

即使一些甲状腺功能减退症患者可能会妊娠,然而总体上生育率下降,自然流产和早产概率增加。

男性甲状腺功能减退症患者可以出现性欲减退、阳萎和精子减少。

甲状腺激素可以影响性腺的发育和功能,婴幼儿甲状腺功能减退症如果不及时治疗,将会导致性腺发育不全,幼年期甲状腺功能减退症会造成无排卵,青春期延迟。

40　甲状腺功能减退症会影响儿童生长发育吗?

甲状腺激素不仅能促进生长发育,还能促进生长激素分泌,并增强生长激素对组织的效应。如缺乏甲状腺激素,生长激素的合成和分泌都可能减少,它的作用也不能很好地发挥。甲状腺激素对神经系统和骨骼的发育尤为重要,幼年甲状腺激素缺乏,使神经系统发育不全、智力低下、长骨骨骺发育不全、骨化中心出现延迟、骨龄小于实际年龄、牙齿发育延迟、身材矮小,称为呆小病。

41　甲状腺功能减退症会影响青春期发育吗?

青春期除生殖系统迅速发育以外,呼吸、循环、消化、代谢、造血、免疫、神经、内分泌等各系统生理功能均有不同程度的发育。由于生长旺盛、活动量大,对热量、蛋白质等需要量增加,假如这时饮食中碘的含量不足,或机体本身存在潜在的甲状腺功能不足,就会发生甲状腺功能减退症。其他常见的原因还有慢性淋巴细胞性甲状腺炎、亚甲炎等。由于垂体病变导致的继发性甲状腺功能减退症也不少见。青春期甲状腺功能减退症导致甲状腺激素不足,必然影响各系统发育,尤其是影响了生殖系统和性器官的发育。病情严重的男性患者可出现性欲减退、阳萎、精子数目减少及不育;女性患者多为月经不调,可有月经过多过频,也可表现为闭经、月经稀少,如不治疗可导致不孕。

 42 甲状腺功能减退症为什么会出现食欲缺乏、腹胀、便秘?

甲状腺功能减退症患者由于胃肠道黏膜较薄,腺体萎缩,胃酸分泌减少甚至消失,胃肠道因黏液性水肿浸润而苍白增厚,缺乏弹性,胃排空延迟,肠蠕动减弱,患者常食欲缺乏、食量减少、腹胀、便秘。

43 甲状腺功能减退症为什么会导致骨质疏松?

甲状腺功能减退症时发生骨质疏松的原因为甲状腺素对成骨细胞的直接刺激作用减弱、通过细胞因子介导的促进破骨细胞的活性减弱及与降钙素(CT)作用有关。甲状腺功能减退症时由于甲状腺素和降钙素水平较低,共同作用的结果为成骨细胞和破骨细胞的活性均较低,故呈低转换性骨质疏松。

44 甲状腺功能减退症为什么会导致脱发?

甲状腺素可加速表皮细胞的有丝分裂,增加表皮厚度,促进蛋白质合成,能影响毛发的生长。先天性甲状腺功能减退症患者在出生后或出生后数个月内头发虽尚较黑,但毛发的分布、数量及粗细可不正常。到成年后阴毛和腋毛仍然很稀少或不生长。成年甲状腺功能减退症患者当病情较严重,出现弥漫性黏液性水肿时,患者表皮过度角化及萎缩,毛囊有角质栓,皮脂腺及汗腺的分泌减少,皮肤表面干燥粗糙,与此同时毛发变细,干燥而脆,头发、胡须、腋毛及阴毛的生长都很缓慢,头发可以出现成片脱落而表现为斑秃,眉毛稀疏,尤其外侧 1/3 可脱尽,毳毛也稀少。

45　甲状腺功能减退症会出现精神障碍吗?

甲状腺功能减退症几乎可以出现任何一种精神障碍症候群。有 50％以上甲状腺功能减退症患者出现抑郁症状,尤其是有家族史或既往个人病史患者更多见,容易导致自杀行为出现。对症治疗与激素替代治疗可改善相关症状。器质性脑病综合征见于 30％以上的甲状腺功能减退症患者,表现为认知障碍,近段记忆障碍。慢性发病可被误认为是痴呆,特别是老年患者。甲状腺功能减退症合并精神障碍需要及时治疗,甲状腺功能减退症持续 2 年以上,精神障碍症状很难痊愈。50 岁以上患者,特别是器质性脑病综合征患者最多只有 80％恢复可能,且恢复较慢,应在对症治疗的基础上加强甲状腺素的替代补充治疗,躁狂型精神障碍者或有相关病史者,替代补充治疗时要小剂量开始,逐步缓慢调整剂量,以免加重或引发症状。

46　甲状腺功能减退症会遗传吗?

甲状腺功能减退症的发病原因有多种,能否遗传不能一概而论,甲状腺手术、药物等原因所致的获得性甲状腺功能减退症,与基因无关,不会遗传。但是,慢性淋巴细胞性甲状腺炎是甲状腺功能减退症最为常见的病因,其发病的家族聚集现象提示遗传因素起着重要作用。大量研究表明,慢性淋巴细胞性甲状腺炎存在许多易感基因和保护基因。当然,具有易感基因的患者,也并不一定患有慢性淋巴细胞性甲状腺炎,还需要在一定的环境因素(如过多摄入碘)作用下才会发病。

47 应如何预防甲状腺功能减退症?

碘摄入量与甲状腺功能减退症的发生和发展密切相关。碘超足量(尿碘中位数 200～299 微克/升)和碘过量(尿碘中位数≥300 微克/升)可以导致自身免疫性甲状腺炎、亚临床甲状腺功能减退症的患病率和发病率显著增加,促进甲状腺自身抗体阳性人群发生甲状腺功能减退症;碘缺乏地区补碘至碘超足量可以促进亚临床甲状腺功能减退症发展为临床甲状腺功能减退症。所以,维持碘摄入量在尿碘 100～199 微克/升的安全范围是防治甲状腺功能减退症的重要措施,尤其对于甲状腺自身抗体阳性、具有甲状腺疾病遗传背景和亚临床甲状腺功能减退症患者等易感人群尤为重要。

五、甲 状 腺 炎

 什么是甲状腺炎,会传染吗?

甲状腺炎是指由于病毒、细菌、辐射和自身免疫等引起的甲状腺组织的变性、渗出、坏死、增生炎症性病理病变而导致的一系列临床病症,多见于 20—50 岁女性。

临床上可分为急性甲状腺炎(急性化脓性甲状腺炎)、亚急性甲状腺炎、慢性甲状腺炎(慢性淋巴细胞性甲状腺炎、慢性纤维性甲状腺炎)和其他原因,如放射性、外伤性、结核性、梅毒、真菌性、结节病及淀粉样变等引起的甲状腺炎。

急性甲状腺炎往往起病急骤,畏寒、发热等全身感染症状明显,甲状腺局部红、肿、热、痛明显,抗生素治疗有效;亚急性甲状腺炎起病也较急,伴有上呼吸道感染和早期甲状腺功能亢进症症状,甲状腺肿大伴疼痛和触痛,抗生素治疗无效;慢性淋巴细胞性甲状腺炎起病缓慢,一般无全身症状,多数患者无甲状腺疼痛,甲状腺肿大为弥漫性,质地较硬,由于病程较长,临床表现不典型。

甲状腺有完整的包膜、丰富的血供和淋巴回流,局部含有高浓度的碘离子,抗感染力强,一般情况下甲状腺不易受细菌和病毒感染,感染后也不易在人群中传染。亚急性化脓性甲状腺炎因为发生在上呼吸道感染或扁桃腺炎、病毒性感冒之后,有时具有小规模流行性质。

2 什么是急性甲状腺炎?

急性甲状腺炎又称急性化脓性甲状腺炎,是由细菌引起的炎症,进而导致化脓。正常情况下,甲状腺是很难被感染的。下咽梨状窝是甲状腺最里面的管子,正常情况下会在人的成长过程中消失,若被保留下来,细菌就容易通过这个管子进入甲状腺,导致感染。甲状腺感染后,会导致炎症,患者有发热和甲状腺部位压痛感。症状加重时,甲状腺出现肿块并变硬,如果肿块化脓,破坏了甲状腺细胞组织,就会导致甲状腺激素过多释放,从而引起甲状腺功能亢进症症状。通过血液检查和 B 超检查,能将普通甲状腺功能亢进症和甲状腺炎相区别,通过 X 线检查确定有下咽梨状窝,就能完全确诊。一般情况下,患者为 15 岁以下的孩子,成人少见。一般来说,治疗急性甲状腺炎会使用抗生素,若炎症导致化脓,则需要用手术切除化脓组织并配合使用抗生素。急性甲状腺炎容易复发,要想彻底治愈,必须去除下咽梨状窝,即通过手术解决。

3 什么是亚急性甲状腺炎?

亚急性甲状腺炎,简称亚甲炎,是多种原因所致的甲状腺炎性疾病。根据病因不同,分为广义与狭义两类:广义的亚甲炎泛指病毒感染、自身免疫、药物、理化因子等破坏甲状腺滤泡所致的甲状腺炎,包括亚急性淋巴细胞性甲状腺炎(无痛性甲状腺炎,发生于产后者称产后甲状腺炎)、干扰素相关甲状腺炎等。狭义的亚甲炎只与病毒感染相关,是最常见的甲状腺疼痛疾病。亚甲炎常在上呼吸道感染之后发生。有地域及季节发病趋势。以短暂疼痛的破坏性甲状腺组织损伤伴全身炎症反应为特征。30—50岁为初发本病的年龄高峰。

 4　亚急性甲状腺炎是什么原因引起的?

亚急性甲状腺炎一般认为与病毒感染有关。

(1)感染:①病毒感染:麻疹、柯萨奇、E-B、腺病毒、艾柯、流感、流行性腮腺炎、风疹病毒及肠病毒、反转录病毒、细胞巨化病毒等一种或多种病毒同时感染后可继发本病。偶有报道流感疫苗注射后发病。②非病毒感染:如Q热或疟疾之后发生本病也有报道。

(2)遗传:相关研究证实,亚甲炎的确具有HLA易感组型,但存在地理分布与种族差异。已证明多个民族的本病患者均与HLA-B35强烈相关,HLA-B35阳性是这些地区和民族SAT发病的强有力预测指标。

(3)自身免疫:部分亚急性甲状腺炎患者有自身免疫抗体存在,如甲状腺过氧化酶抗体(TPOAb)、甲状腺球蛋白抗体(TgAb)、TSH受体抗体、甲状腺刺激抗体(TSAb)及抗甲状腺抗原的致敏T淋巴细胞等。目前认为这些抗原的释放并不足以使适当量T淋巴细胞致敏,因此难以构成致病因素。有些患者病后长期保留甲状腺自身免疫证据,少数患者于本病前后发生甲状腺自身免疫疾病。

5　亚急性甲状腺炎有哪些临床特点?

亚急性甲状腺炎的好发年龄为30—50岁,女性多于男性,患病前常先有呼吸道或肠道病毒感染(可表现为"感冒"等)。常在病毒感染 1～3 周后发病,甲状腺区域疼痛明显,疼痛可逐渐出现或急骤起病,因转颈或吞咽等动作而加重,常放射到同侧耳、咽喉、下颌角、颏、头枕部、胸背部等处。疼痛程度多较剧烈,有时难以忍受,少数为隐痛,易误诊为咽喉炎或颞动脉炎。可伴声音嘶哑甚至声带麻痹,吞咽困难。不典型或程度较轻病例甲状腺无疼痛,仅有耳鸣、耳痛、失声,或首先表现为孤立无痛的硬性结节即所谓"寂静"型,易误诊为其他类型甲状腺疾病,终经手术病理或细胞学检查确诊为本病。

甲状腺肿大、结节在弥漫或不对称轻、中度甲状腺肿较多见,可一侧为著,伴或不伴结节;质地硬;典型病例触痛明显;同样可先累及一侧后扩大或转移至另一侧;局部皮肤较温暖,有时轻度发红;病情缓解后可完全消退,也可遗留轻度甲状腺肿或较小结节。

少数结节性甲状腺肿、甲状腺腺瘤或慢性淋巴细胞性甲状腺炎患者可伴发本病,合并存在时,先有的甲状腺病史往往超过 3 年,治疗后亚急性甲状腺炎缓解,原有病变持续存在。

甲状腺功能经历了 3 个阶段。①甲状腺毒症期(3～6周及以上):在发病最初几周,有 50%～60%患者出现一过性甲状腺毒症,临床表现如体重减轻、焦虑、震颤、怕热、心动过速等与一般甲状腺功能亢进症相似,但容易被甲状腺疼痛或触痛所掩盖。高碘摄入地区更多经历这一阶段,偶有出现严重并发症如周期性麻痹的报道。②甲状腺功能"正常"期(或过渡期):临床出现短时间无症状的功能正常期。③甲状腺功能减退期(数周至数月):可出现水肿、怕冷、便秘等典型症状。在碘摄入相对较低地区,短暂甲状腺功能减退的发生率较高。多数患者甲状腺滤泡上皮细胞短期内可以修复、再生,并恢复正常甲状腺功能。

6 怀疑亚急性甲状腺炎应做哪些检查?

(1)甲状腺功能检测

①甲状腺毒症期:血清 T_4 相对于 T_3 不成比例升高(T_3/T_4 比值常<20),受正常甲状腺内 T_4 与 T_3 比例的影响,也与急性期 T_4 脱碘向 T_3 转变受抑制有关。TSH 降低,TSH 对 TRH 给药无反应。甲状腺碘摄取率(RAIU)明显降低,24小时常<10%,甚至<2%,因滤泡细胞破坏所致。复发病例 RAIU 明显高于初发者。个别患者碘摄取率正常。

②疾病活动期过后,储存于甲状腺的激素经过数周耗竭已无力以高浓度释放入血,呈现甲状腺功能"正常"阶段: T_3、T_4 正常或轻度增高,TSH 轻度降低,甲状腺碘摄取率仍偏低。

③甲状腺功能减退期:T_3、T_4 降低、TSH 升高,TSH 对 TRH 反应过度;RAIU 可能在一段时间内高于正常,由于甲状腺激素的储备功能已充分恢复。

在甲状腺毒症向甲状腺功能减退症转变过程中,可能检测到 TSH 与 FT_4 同时降低的情况,易误诊为中枢性甲状腺功能减退症。

(2)甲状腺超声检查:超声检查灵敏度较高,但特异性较差。甲状腺体积增加。受累区域显示回声减低,典型者呈局灶、多灶或弥漫性低回声,当病情进展时低回声区进一步扩展。病初因甲状腺滤泡水肿、破坏,超声检查可见片状规则低回声区,边界模糊不清,后方回声稍增强,回声减低部位多有明显压痛。恢复期由于淋巴细胞、浆细胞浸润及一定程度纤维化性增生,可见甲状腺内不均匀回声增强并伴有小片状低回声区或伴轻微血运增加的等回声区。超声多普勒图像(CDFI)显示异常回声周边血流信号较丰富,而内部血流信号较少,不同于肿瘤的异常回声区内部血流信号丰富,边缘血流缺乏。甲状腺上动脉流速增高不明显。

(3)甲状腺核素扫描(^{99m}Tc 或^{123}I):早期甲状腺无摄取或摄取低下对诊断有帮助;或可呈冷结节;随病情缓解摄取功能逐渐恢复。

 7　如何诊断亚急性甲状腺炎?

患者有亚急性甲状腺炎的临床表现,体格检查发现甲状腺轻到中度肿大,有压痛,常出现结节,结节呈游走性。实验室检查血沉明显增快,甲状腺功能提示甲状腺功能亢进症,同时甲状腺摄碘-131 率明显降低就可以诊断为亚急性甲状腺炎。

(1)甲状腺肿大、疼痛、触痛、质地硬,常伴上呼吸道感染症状和体征(发热、乏力、食欲缺乏、颈淋巴结肿大等)。

(2)血沉异常。

(3)甲状腺碘摄取率受抑制。

(4)一过性甲状腺毒症。

(5)血清 TgAb/TPOAb 阴性或低滴度升高。

(6)FNAC 或活组织检查显示多核巨细胞或肉芽肿改变。

符合上述 4 条即可诊断亚急性甲状腺炎。对于临床表现不典型者,应施行 FNAC 明确诊断,尤其病变局限于单个结节或单个侧叶者。

8　亚急性甲状腺炎应如何治疗?

亚急性甲状腺炎是自限性疾病,多数可痊愈,一般病程为 2～3 个月,也可数周至半年以上,少数患者复发。亚急性甲状腺炎没有特异性的治疗方法,治疗的目的在于消除症状和纠正甲状腺功能异常状态。

(1)早期以减轻炎症反应及缓解疼痛为主。轻症可选用非甾体类消炎药如阿司匹林(1～3 克/天,分次口服)、吲哚美辛(每天 75～150 毫克,分次口服)或环氧化酶-2 抑制药(对有心血管倾向者慎用)。

(2)对疼痛剧烈,体温升高、用上述药物无效者,可选用肾上腺皮质激素。可在给药后数小时明显缓解疼痛及甲状腺肿胀症状,用于症状严重者。如泼尼松 20～40 毫克/天,分次服用。症状完全缓解并持续 1～2 周后可逐渐减量,以后根据症状、体征及血沉的变化缓慢减少剂量,总疗程 6～8 周以上。过快减量、过早停药可使病情反复,应注意避免。停药后如复发,可重复治疗。

(3)亚急性甲状腺炎有甲状腺功能亢进症症状时可用普萘洛尔(心得安)治疗,每次 10～20 毫克,每天 3 次,甲状腺功能一旦恢复正常即可停用。

(4)对有甲状腺功能减退者可加用甲状腺激素,甲状腺片 40～120 毫克或 L-T$_4$ 每天 100～200 微克,注意避免抑制 TSH 过低。几个月后逐渐减量,最后停用。

(5)亚急性甲状腺炎预后良好,一般无复发,一般不须手术。严重的反复发作疼痛的亚急性甲状腺炎,当其他治疗均无效时,或伴有甲状腺肿瘤者偶尔可以考虑手术切除。

9 什么是慢性淋巴细胞性甲状腺炎?

慢性淋巴细胞性甲状腺炎简称慢甲炎,1912 年日本学者 Hashimoto(桥本)首先报道了一组患者,并详细描述了该病的特点,此病也被称为桥本病或桥本甲状腺炎。慢性淋巴细胞性甲状腺炎是一类常见的自身免疫性甲状腺疾病,也是原发性甲状腺功能减退症最主要的原因。其发病与遗传、碘代谢紊乱等导致的免疫功能异常密切相关,病理上以甲状腺实质淋巴细胞浸润及纤维化为特征,伴有血清中存在抗甲状腺抗体及甲状腺功能异常。

慢性淋巴细胞性甲状腺炎的临床较常见,从儿童、成人到老年各个年龄段均可发病,最常见的是中老年女性患者。本病临床表现多种多样,典型的临床表现为甲状腺呈弥漫性质韧无痛的轻中度肿大,而颈部局部压迫和全身症状并不明显,甲状腺功能可以正常或减退,但血液循环中往往出现甲状腺自身抗体。本病患者常有自身免疫性疾病家族史。

10 桥本甲状腺炎会引起甲状腺功能亢进症或甲状腺功能减退症吗?

桥本甲状腺炎和原发性甲状腺功能亢进症均为自身免疫性疾病,在桥本甲状腺炎的长期病程中,体液免疫与细胞免疫状态不均衡,可分别出现兴奋性抗体或抑制性抗体占优势,从而出现甲状腺功能亢进、甲状腺功能减退或甲状腺炎的临床表现；少数桥本甲状腺炎患者在发病初期出现甲状腺功能亢进症症状，一般认为是甲状腺滤泡破坏，甲状腺激素释放增多而出现甲状腺功能亢进症的一过性表现，临床上称为"假性甲状腺功能亢进症"。

在桥本甲状腺炎的长期病程中，体液免疫与细胞免疫状态不均衡，可分别出现兴奋性抗体或抑制性抗体占优势，当抑制性抗体占优势时，便表现为甲状腺功能减退。桥本甲状腺炎由于自身免疫的存在，随着甲状腺滤泡上皮细胞的不断破坏，最终表现为甲状腺功能减退症。

11 桥本甲状腺炎会癌变吗？

桥本甲状腺炎有发生甲状腺癌的可能性，也有发生甲状腺恶性淋巴瘤的危险倾向，但是很少见。据报道有 5% 的桥本甲状腺炎伴发淋巴瘤。桥本甲状腺炎患者出现甲状腺结节性肿大或双侧弥漫性肿块并迅速肿大，都需要排除恶性病变的可能。

12 桥本甲状腺炎的病因有哪些？

桥本甲状腺炎的病因和发病机制虽尚未完全清楚。但公认桥本甲状腺炎是由遗传和环境因素共同作用而引起的器官特异性自身免疫性甲状腺疾病。目前认为其属于多基因遗传病，其关键因素是自身免疫，可与其他自身免疫性疾病如恶性贫血、干燥综合征、慢性活动性肝炎、系统性红斑狼疮等同时并存。

（1）遗传因素：由遗传因子传递的体质性和免疫监护功能缺陷，体液免疫和细胞免疫所产生的抗体或抗原-抗体复合物作用于甲状腺细胞后,激活抗体介导的和补体介导的细胞毒作用,使甲状腺破坏而致病。

(2)环境因素:高碘摄入是桥本甲状腺炎发病的一个重要因素。高碘首先导致甲状腺上皮细胞损伤,以后再致免疫性损伤而诱发桥本甲状腺炎。高碘可引起甲状腺内碘有机化障碍,形成过量自由基使甲状腺细胞破坏。摄碘量过多可使隐性桥本甲状腺炎转变为显性桥本甲状腺炎,并可促进桥本甲状腺炎甲状腺功能减退症的发生。研究发现,易感HLA 等位基因和碘摄入量增多对 HT 的发生发展可能有正协同作用,即表达桥本甲状腺炎易感等位基因者,在碘的摄入量正常或稍增加时,可能诱发 Graves 病或桥本甲状腺炎发病。另外,肠道病原中的 Yersinia 细菌的小肠结肠感染、应激、情绪、吸烟可能与本病的发生也有关系。

(3)自身免疫因素:特异的甲状腺抑制 T 细胞功能异常是本病的基本病因,而且桥本甲状腺炎与 Graves 病有共同的免疫学异常特征。实验证实,在异常遗传背景下,环境因素能增强甲状腺滤泡、淋巴细胞等免疫细胞的活性,激活各种细胞因子有关 DNA 结合蛋白,导致 CK 基因表达,促使甲状腺成为自毁性靶器官。通过 CK 与免疫细胞共同作用导致桥本甲状腺炎与 Graves 病的发生。

13 桥本甲状腺炎临床及病理分类有哪些?

桥本甲状腺炎合并甲状腺功能亢进症,根据临床及病理可分为 3 种类型。

(1)原发性甲状腺功能亢进症合并桥本甲状腺炎,组织学以甲状腺功能亢进症为主,同时伴有桥本甲状腺炎的组织学改变。

（2）桥本甲状腺炎合并甲状腺功能亢进症，以桥本甲状腺炎病理改变为主，甲状腺功能亢进症的病理改变次之，又称为桥本甲状腺中毒症，是一种真性甲状腺功能亢进症。

（3）甲状腺功能亢进症症状明显，但病理仅表现为单纯性桥本甲状腺炎，称之为假性甲状腺功能亢进症，又称高功能甲状腺炎。因此类患者甲状腺功能亢进症症状较轻或为一过性的，常可自行缓解，临床上不宜用核素治疗，否则易发生甲状腺急剧增大和永久性甲状腺功能减退症。

14　桥本甲状腺炎的临床特点有哪些？

桥本甲状腺炎是甲状腺炎中最常见的临床类型，90％以上发生于女性。典型临床表现如下。

（1）最常见症状为全身乏力，常有咽部不适感，10％～20％的患者有颈部局部压迫感或甲状腺区隐痛，偶尔有轻压痛。

（2）桥本甲状腺炎最常见最突出的首发临床表现是质地坚韧的甲状腺中度肿大。甲状腺多为双侧弥漫性肿大，峡部及锥状叶常同时增大，可达正常的 2～4 倍，一般呈对称型，也可单侧性肿大。肿大可轻度至重度，多数中度肿大，但很少出现压迫颈部所致的呼吸和吞咽困难。触诊甲状腺质地坚韧，韧如象皮样，表面可光滑或细沙粒状，也可呈大小不等的结节状，一般与周围组织无粘连，吞咽运动时可上下移动。

（3）甲状腺功能一般正常，有 25％的患者表现为甲状腺功能轻度亢进或降低，这些患者早期往往有轻度甲状腺功能亢进症,如病程迁延,数年后可出现甲状腺功能减退症。表现为桥本甲状腺炎样甲状腺肿伴甲状腺功能亢进症者,称为桥本甲状腺毒症。少数病例也可伴甲状腺相关眼病。

15 什么是桥本甲状腺功能亢进症,应如何治疗?

桥本甲状腺功能亢进症是指 Graves 病和桥本甲状腺炎合并存在,也可相互转化,患者可有典型甲状腺功能亢进症的临床表现和实验室检查结果。由于腺体组织的不断被破坏或由于 TSH 阻断性抗体的影响,最终甲状腺功能是减低的。

桥本甲状腺功能亢进症治疗应按 Graves 病进行,可给予硫脲类或咪唑类抗甲状腺药物,但为避免发生甲状腺功能减退症,剂量宜小。通常不选用碘-131 治疗及手术治疗。对于症状明显者,可同时给予 β-受体阻滞药,如普萘洛尔来控制 Graves 病期的症状。一过性甲状腺功能亢进症者,甲状腺功能亢进症为症状性,应只给予 β 受体阻滞药对症处理即可。

16 什么是桥本假性甲状腺功能亢进症?

桥本假性甲状腺功能亢进症又称桥本一过性甲状腺功能亢进症,是指甲状腺功能亢进症症状可短期内消失、不需抗甲状腺药物(ATD)治疗,或对症给予小量普萘洛尔(心得安)即可。可能因炎症破坏了正常甲状腺滤泡上皮,使原贮存的甲状腺激素漏入血循环有关。

17　儿童型桥本甲状腺炎有什么特点?

儿童型桥本甲状腺炎约占儿童甲状腺肿 40% 以上,多见于 9~13 岁,5 岁以下罕见,往往甲状腺功能正常。同成人相比,儿童型桥本甲状腺炎甲状腺质韧硬如橡皮者较成人为少,伴结节较少;TPOAb 和 TGAb 滴度较成人为低,TPOAb 及 TgAb 阴性病例较成人多见;病理类型以淋巴细胞型多见;易误诊为非毒性或青春期甲状腺肿。往往无全身及其他局部症状,出现甲状腺功能减退症的患者可影响生长发育。

18　什么是桥本脑病,应如何治疗?

桥本脑病又称自身免疫性甲状腺炎相关的糖皮质激素敏感性脑病。本病严重而罕见,其病因尚有争论,但肯定与自身免疫有关,其最具特征性改变是高滴度抗甲状腺抗体,特别是 TPOAb,同时有神经精神症状,如伴有局部症状的卒中样发作震颤、肌震挛、癫痫发作、锥体外系症状以及小脑失调、神经痛或脱髓鞘性周围神经病;或出现进行性痴呆及精神症状,包括意识障碍(发生频率最多),如意识模糊、精神症状、幻觉、幻听、躁动;智能障碍,如智能低、认知差、记忆力差、定向力异常、进行性痴呆。

临床表现:①血管炎型。以脑卒中样发作反复出现为特征。②弥漫性进展型。可出现意识障碍、精神错乱、嗜睡或昏迷。脑脊液检查异常,表现为蛋白含量升高,单核细胞增多。甲状腺激素水平一般正常或偏低。脑电图可出现异常。

在抗癫痫、维持水电平衡、营养支持等一般治疗的基础上,需要给予类固醇激素(口服或静脉)。急性或亚急性发作时,可口服泼尼松 50~150 毫克/天或静脉甲泼尼龙 1 克/天,连用 3~7 天后逐渐减量至维持量或停用。也可应用其他免疫抑制药,如环磷酰胺、硫唑嘌呤等,或尝试免疫球蛋白、血浆交换疗法等。

 19　桥本甲状腺炎可以彻底治愈吗?

目前,桥本甲状腺炎尚无根治的方法,治疗的主要目的是纠正继发的甲状腺功能异常和缩小显著肿大的甲状腺。

(1)如轻度弥漫性甲状腺肿又无明显压迫症状,不伴有甲状腺功能异常,一般不需特殊治疗,可随诊观察,暂不治疗。

(2)如甲状腺肿大明显并伴有压迫症状,采用 L-T₄ 制剂治疗可减轻甲状腺肿;如有甲状腺功能减退症,则采用甲状腺激素替代治疗。

(3)桥本甲状腺炎一般不宜手术治疗,因为不适当的切除将促使甲状腺功能减退提前发生。但为明确诊断(恶性)或减轻压迫症状,部分患者需采用手术治疗,如施行甲状腺峡部、部分或次全切除。若桥本甲状腺炎合并甲状腺癌或恶性淋巴瘤则行根治性手术。

(4)本病病程缓慢,有发展为甲状腺功能减退症的趋势。应注意定期随访复查,长期随诊。桥本甲状腺炎的部分患者可自行缓解,有不少患者肿大的甲状腺可以缩小或消失,原来查到的甲状腺结节随诊中消失或缩小,硬韧的甲状腺可能变软,不必终身替代治疗。

20 桥本甲状腺炎需要服用糖皮质激素吗?

尽管桥本甲状腺炎为器官特异性的自身免疫性疾病,因为用药后的不良反应以及停药后易再发等原因,一般不用糖皮质激素治疗。当亚急性起病,甲状腺疼痛、肿大明显时,可加用泼尼松(强的松)20~30毫克/天,好转后逐渐减量,用药1~2个月。

21 桥本甲状腺炎合并甲状腺功能减退症应如何治疗?

桥本甲状腺炎合并甲状腺功能减退症患者需长期以甲状腺片或L-T$_4$替代治疗。一般从小剂量开始,干甲状腺片40~60毫克/天或L-T$_4$ 50~100微克/天,逐渐增量分别至120~180毫克/天或100~200微克/天,直到腺体开始缩小,TSH水平降至正常。临床上应对不同患者采用不同剂量调整到维持量。

(1)老年或有缺血性心脏病患者:L-T$_4$从12.5~25微克/天较小剂量用起,缓慢增加剂量,间隔4周,以便TSH在变动剂量后能达到一个稳定浓度。

(2)年龄小于50岁,无心血管疾病风险患者:一开始即可使用全部替代剂量1.6~1.8微克/(千克·天)。

(3)妊娠期患者:应增加L-T$_4$剂量25%~50%。季节一般不影响甲状腺激素的给药量。

(4)新生儿甲状腺功能减退症患者:L-T$_4$的起始剂量较大。0~6个月:8~10微克/(千克·天)(25~50微克/天);6~12个月:6~8微克/(千克·天)(50~75微克/天);1~5

岁:5～6 微克/(千克·天)(75～100 微克/天);6～12 岁:
4～5 微克/(千克·天)(100～150 微克/天)。

甲状腺激素应空腹或睡前服用,避免与钙剂、铁剂等同时服用。

22 桥本甲状腺炎伴亚临床型甲状腺功能减退症应如何治疗?

桥本甲状腺炎伴亚临床型甲状腺功能减退症治疗方法同桥本甲状腺炎合并甲状腺功能减退症,但剂量宜小,甲状腺功能恢复后 L-T₄ 减量或停用。需要注意,在替代治疗前,应在 2 周至 3 个月复查 TSH,如果两次 TSH 均升高,才可考虑给予甲状腺激素制剂。如果 TSH 只轻度升高,应根据患者的年龄与心血管疾病的风险,确定是否给予替代治疗。

23 甲状腺功能正常的桥本甲状腺炎需要治疗吗?

对甲状腺功能正常的桥本甲状腺炎一般不需特殊治疗,在确认碘营养状态后,采用适碘饮食,避免高碘食物和药物(包括中药)的摄入。对于甲状腺明显肿大,尤其是有明显压迫症状者,可给予甲状腺激素制剂,或短期使用糖皮质激素。

24 无痛性甲状腺炎有什么特点?

无痛性甲状腺炎任何年龄都可以发病,女性高于男性,50%的患者存在甲状腺自身抗体。其临床特点是有甲状腺肿大,无甲状腺疼痛,临床表现经历甲状腺毒症、甲状腺功能减退症和甲状腺功能恢复 3 期,与亚急性甲状腺炎相似。50%患者不进入甲状腺功能减退症期。甲状腺功能即可恢复正常。若甲状腺功能减退症期持续 6 个月以上,成为永久性甲状腺功能减退症可能性较大。甲状腺毒症期(甲状腺功能亢进症期)呈现血 T_4、T_3 浓度升高,甲状腺碘-131 摄取率降低,恢复阶段碘-131 摄取率逐渐回升。超过半数患者甲状腺自身抗体(甲状腺过氧化物酶抗体、甲状腺球蛋白抗体)阳性,滴度可以较高。血沉不增快。

25　什么是产后甲状腺炎,应如何治疗?

产后甲状腺炎是自身免疫性甲状腺炎的一个类型,指产后 1 年内出现一过性或永久性甲状腺功能异常,碘充足地区患病率较高。是在分娩后"免疫反跳"机制影响下潜在的自身免疫性甲状腺炎转变为临床显性形式。甲状腺过氧化物酶抗体(TPOAb)是预测妊娠妇女发生产后甲状腺炎的重要指标,TPOAb 阳性妇女发生产后甲状腺炎的危险性是TPOAb 阴性妇女的 20 倍。过量的碘摄入是诱发产后甲状腺炎发生的因素。

产后甲状腺炎临床上分为甲状腺功能亢进症期、甲状腺功能减退症期和恢复期。甲状腺功能亢进症期发生在产后 1～6 个月,通常在 3 个月,维持 1～2 个月,是甲状腺组织被炎症破坏后,甲状腺激素漏出导致,症状是心悸、乏力、怕热、情绪激动等,实验室的特征性表现为血清甲状腺激素水平与碘-131 摄取率的"双向分离曲线",即血清 T_4、T_3 水平升高而碘-131 摄取率显著减低。甲状腺功能减退症期发生在产后 3～8 个月,常在 6 个月左右,持续 4～6 个月,是由于甲状腺滤泡上皮细胞被炎症损伤后,激素合成减少所致,表现为肌肉、关节疼痛和僵硬,疲劳、注意力不集中、便秘等,实验室检查血清 TSH 水平逐渐升高,甲状腺激素水平下降。恢复期发生在产后 6～12 个月,此期激素水平和碘-131 摄取率逐渐恢复至正常,部分病例可以遗留为持续性甲状腺功能减退症。

诊断须符合两项条件:①产后一年之内发生甲状腺功能异常。可以表现为甲状腺功能亢进症甲状腺功能减退症双相型、甲状腺功能亢进症单相型或甲状腺功能减退症单相型;②促甲状腺素受体抗体(TRAb)可以阳性。血清甲状腺过氧化物酶抗体(TPOAb)阳性有助于产后甲状腺炎的诊断,但不是必备的指标;甲状腺碘-131 摄取率因哺乳不能施行,不作为常规的诊断指标。

产后甲状腺炎的甲状腺功能亢进症具有自限性,一般不需要应用抗甲状腺药物、手术和放射性碘治疗,可以采取 β 受体阻滞药对症治疗。为了及时发现甲状腺功能减退症期,产后甲状腺炎患者在甲状腺功能亢进症期之后,每 1～2 个月复查一次血清 TSH。出现甲状腺功能减退症期后,给予左甲状腺素治疗,每 4～8 周复查 1 次血清 TSH。并不是所有产后甲状腺炎患者均发展为永久性甲状腺功能减退症,在 5～8 年期间,约有 50% 的妇女发展为永久性甲状腺功能减退症,需要终身服用左甲状腺素替代治疗。发生永久性甲状腺功能减退症的危险因素包括:甲状腺功能减退症期甲状腺功能减退症的程度、血清甲状腺过氧化物酶抗体(TPOAb)滴度、产妇年龄及流产史等。所以产后甲状腺炎患者在发病后 8 年内应当每年复查 TSH。

六、甲状腺肿瘤

 1 什么是甲状腺结节,对健康有影响吗?

　　甲状腺结节是指局部甲状腺细胞生长异常,导致甲状腺内出现一个或多个组织结构异常团块。甲状腺结节在各个年龄段的男女人群中均可见到,但在中年女性中较多。甲状腺结节可以单发,也可以多发,多发的结节比单发的发病率高。恶性结节会严重危害人体健康,需要手术治疗。良性结节多数情况下自己感觉不到它的存在。但如果出现以下情况就会影响健康,应该及时积极治疗。

　　(1)结节过大或生长过快:可能会压迫气管、食管、神经、血管等,导致呼吸困难、吞咽困难、声音嘶哑等相应症状。

　　(2)功能性结节:即结节伴甲状腺功能增高,可出现怕热多汗、心悸、食欲亢进、消瘦等甲状腺功能亢进症表现。

　　(3)炎症性结节:如亚急性甲状腺炎可出现发热、颈部疼痛等症状,而慢性淋巴细胞性甲状腺炎发展到甲状腺功能减退症阶段则可出现畏寒、全身肿胀、便秘、记忆力减退等甲状腺功能减退症状。

　　(4)坏死出血:甲状腺结节发生局部坏死出血,肿块会突然增大,引起疼痛不适。

2 甲状腺结节有哪几种？

甲状腺结节依据病因可分为以下几类。

(1)甲状腺囊肿：绝大多数是由甲状腺肿的结节或腺瘤形成的，囊肿内含有血液或微混液体，质地较硬，一般无压痛，核素扫描示"冷结节"。

(2)结节性甲状腺肿：又称腺瘤样甲状腺肿，实际上是指地方性甲状腺肿和散发性甲状腺肿晚期所形成的多发结节。发病率很高，以中年女性多见，在机体内甲状腺激素相对不足的情况下，甲状腺不均匀性增大和结节样变。结节的大小可由数毫米至数厘米，结节内可有出血、囊变和钙化。外观主要表现为甲状腺肿大，可以摸到大小不等的多个结节，少数患者仅能触到单个结节，但在做甲状腺显像检查或手术时，常发现有多个结节。这种类型的患者比较幸运，一般仅有颈前不适感觉，甲状腺功能检查大多正常，合理治疗后并无大碍。

(3)甲状腺肿瘤：包括甲状腺良性肿瘤、甲状腺癌及转移癌。

(4)毒性结节性甲状腺肿：常发生于已有多年结节性甲状腺肿的患者，年龄多在 40 岁以上，以女性多见。本症起病缓慢，可伴有甲状腺功能亢进症症状及体征，但甲状腺功能亢进症的症状一般较轻，常不典型，且一般不发生浸润性突眼。甲状腺触诊时可触及一光滑的圆形或椭圆形结节，边界清楚，质地较硬，随吞咽上下活动，甲状腺部位无血管杂音，甲状腺功能检查提示甲状腺激素升高。

(5)炎性结节：分感染性和非感染性两类。感染性炎性结节主要是由病毒感染引起的亚急性甲状腺炎,除有甲状腺结节外,还伴有发热和甲状腺局部疼痛,结节大小视病变范围而定,质地较坚韧。非感染性炎性结节主要是由自身免疫性甲状腺炎引起的,多见于中、青年妇女,患者一般没什么特殊的感觉,检查时可触摸到多个或单个结节,质地硬韧,很少有压痛。

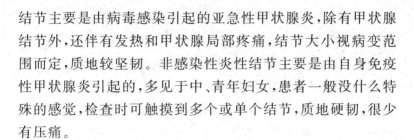

3 为什么会患结节性甲状腺肿?

结节性甲状腺肿是由于患者长期处于缺碘或相对缺碘及致甲状腺肿物质的环境中,引起甲状腺弥漫性肿大。病程较长后,滤泡上皮由普遍性增生转变为局灶性增生,部分区域则出现退行性变,最后由于长期的增生性病变和退行性病变反复交替,腺体内出现不同发展阶段的结节。结节性甲状腺肿是一种常见甲状腺良性疾病,多见于中年女性。由于体内甲状腺激素相对不足致使垂体 TSH 分泌增多,导致甲状腺反复增生,伴有各种退行性变,最终形成结节。有两种情况:一种无甲状腺功能亢进症表现;另一种发生甲状腺功能亢进症。发生甲状腺功能亢进症的多结节性甲状腺肿称为毒性多结节性甲状腺肿。

4 结节性甲状腺肿有哪些临床特点?

发病年龄一般大于 30 岁。女性多于男性。甲状腺肿大程度不一,多不对称。结节数目及大小不等,一般为多发性结节,早期也可能只有一个结节。结节质软或稍硬、光滑,无触痛。有时结节境界不清,触摸甲状腺表面仅有不规则或分叶状感觉。病情进展缓慢,多数患者无症状。较大的结节性甲状腺肿可引起压迫症状,出现呼吸困难、吞咽困难和声音嘶哑等。结节内急性出血可致肿块突然增大及疼痛,症状可于几天内消退,增大的肿块可在几周或更长时间内减小。

结节性甲状腺肿出现甲状腺功能亢进症(Plummer 病)时,患者有乏力、体重下降、心悸、心律失常、怕热多汗、易激动等症状,但甲状腺局部无血管杂音及震颤,突眼少见,手指震颤亦少见。老年患者症状常不典型。

如为热结节又称毒性结节时,患者年龄多在 40～50 岁或以上,结节性质为中等硬度,有甲状腺功能亢进症症状,甚至发生心房纤颤及其他心律失常,如有出血时可有痛感,甚至发热。结节较大时可发生压迫症状,如发音障碍、呼吸不畅、胸闷、气短及刺激性咳嗽等症状。

如来自碘缺乏地区的结节性甲状腺肿患者,其甲状腺功能可有低下表现,临床上也可发生心率减慢、水肿与皮肤粗糙及贫血表现等。少数患者也可癌变。结节性质为温结节者比较多见,可用甲状腺制剂治疗,肿大的腺体可呈缩小。冷结节比较少见,有临床甲状腺功能减退症者可用甲状腺制剂治疗,但往往需要手术治疗。

5 什么是毒性甲状腺腺瘤,应如何治疗?

毒性甲状腺腺瘤是由于该腺瘤发生功能增强,产生大量甲状腺激素,从而出现甲状腺功能亢进症的表现。毒性甲状腺腺瘤多见于女性,以 30～40 岁多见。腺瘤通常是单个,少数不止 1 个。患者有甲状腺功能亢进症症状,查体往往可以发现甲状腺有结节,一般比较大,常达数厘米大小。测定血清 T_3、T_4 水平增高,以 T_3 增高较为明显。甲状腺扫描证实结节为热结节,但周围的甲状腺组织放射性核素分布往往缺乏或减低。

治疗要根据患者是否有甲状腺功能亢进症等采取相应的措施。若患者血中 T_3、T_4 均正常又无甲状腺功能亢进症状时,且肿瘤又未压迫周围组织,可暂不处理,留待观察;当患者有甲状腺功能亢进症症状,血中 T_3、T_4 升高或患者因肿瘤较大有压迫症状和体征时,可考虑手术或放射治疗。治疗中手术操作切忌过多挤压瘤体,若瘤体被过多挤压和牵拉,会使腺体内的甲状腺素进入血循环,可导致甲状腺功能亢进症危象的发生。碘-131 治疗量一般在 20～50 毫居里(mCi),疗效较为理想。腺瘤经手术或碘-131 治疗后,周围萎缩的正常的甲状腺组织逐渐恢复功能。抗甲状腺药物在治疗此病时只作为术前控制症状用药。

6 什么是毒性多结节性甲状腺肿,应如何治疗?

毒性多结节性甲状腺肿(TMG)是甲状腺疾病的一种,又称结节性甲状腺功能亢进症、Plummer 病,是指在结节性甲状腺肿基础上发生甲状腺功能亢进症,患者先有结节性甲状腺肿大多年,以后才出现功能亢进症状。占甲状腺功能亢进症的 10%～30%。年龄多在 40 岁以上。肿大腺体呈结节状,往往为多发,两侧多不对称。甲状腺功能亢进症症状较轻,无眼球突出,容易发生心肌损害。甲状腺总摄碘率偏高或正常,扫描时可见一个或多个浓聚碘的热结节,且不为外源性的甲状腺素所抑制。结节以外的甲状腺组织摄碘功能低下,但能为 TSH 所兴奋,亦能为外源性甲状腺素所抑制。

(1)手术治疗：是毒性结节性甲状腺肿首选的治疗方法。手术能快速去除甲状腺内无功能的结节（不摄碘，碘-131 治疗无效）和纤维化、钙化的病灶，极少引起甲状腺功能低下，术后亦很少有甲状腺功能亢进症复发，是一种安全、有效的治疗。手术范围无须过大，可行一侧腺叶切除或一侧腺叶次全切除。术后结节以外的甲状腺组织可以很快地恢复其功能。原发性甲状腺功能亢进症术前准备的各项原则，同样适用于继发性甲状腺功能亢进症。对于甲状腺肿大较轻，症状不很严重的患者，术前可单用普萘洛尔（心得安）准备。否则应按 Graves 病术前用药方法进行充分准备。

(2)核素碘-131 放射治疗：对于全身情况差，不能耐受麻醉及手术的患者可以采用碘-131 治疗。碘-131 治疗虽然方便、安全，但由于这种患者的甲状腺摄碘能力比 Graves 病的患者为差，需要较大的剂量（增加 50%～100%）才有效果，并且往往须多次给药。因此，有些患者不愿意接受。另外，碘-131 治疗并不能使甲状腺肿显著缩小，故只适用于重要器官伴有严重器质性病变而不能耐受的手术者。

(3)药物治疗：应用硫脲类药物治疗后长期缓解率很低，只作为术前的辅助用药。

7 伴甲状腺功能亢进症的结节性甲状腺疾病有哪些？

伴甲状腺功能亢进的结节性甲状腺疾病主要有毒性甲状腺腺瘤、Plummer 病（即结节性甲状腺肿伴甲状腺功能亢进症，此病又称毒性多结节性甲状腺肿）和 Graves 病（即毒性弥漫性甲状腺肿）。

（1）毒性甲状腺腺瘤：多见于中老年患者，甲状腺功能亢进症症状较轻且不典型，多表现为心动过速、心律失常、消瘦或腹泻等。结节为单发，偶见多发，质中等，边界清楚，放射性核素显像为热结节，周围甲状腺组织不显像。

（2）Plummer病：患者有多年单纯性甲状腺肿的病史，甲状腺功能亢进症表现亦不典型，常有心律失常、心力衰竭、消瘦等。甲状腺弥漫性肿大，触及多个结节，边界不清，甲状腺无血管杂音。摄碘率正常或升高，放射性核素显像为弥漫性显影，有多个局灶性浓集，TSH兴奋和甲状腺激素抑制，对甲状腺显像无影响。

（3）Graves病：病程较长的Graves病患者也可出现多结节性甲状腺肿。患者有典型甲状腺功能亢进症症状，常伴突眼、甲状腺弥漫性肿大，触及多个边界不清的结节，甲状腺可闻及血管杂音，甲状腺自身抗体阳性，摄碘率增加，放射性核素显像为弥漫性肿大，放射性分布不均匀。

8 炎症性的结节性甲状腺疾病有哪些？

最常见的炎症性结节性甲状腺疾病有亚急性甲状腺炎、桥本甲状腺炎和硬化性甲状腺炎。

（1）亚急性甲状腺炎：多继发于上呼吸道感染。患者有发热、多汗、心悸、烦躁等症状，甲状腺局限性肿大，呈结节状。结节具有多变性，此消彼长，结节有自觉痛及触痛。血沉增快，TT_3、TT_4升高，摄碘率下降，放射性核素显像放射性分布不均匀，糖皮质激素治疗效果显著。

（2）桥本甲状腺炎：多见于中青年女性，起病缓慢，早期可呈轻度甲亢症状，晚期常表现为甲减。甲状腺多为弥漫性肿大,质地韧而有弹性感,表面光滑或颗粒状,有时呈小叶状,偶可触及结节。TgAb 和 TPOAb 阳性,且滴度较高。组织学上有大量的淋巴细胞浸润。

(3)硬化性甲状腺炎:临床罕见。发病缓慢,病变可限于一叶或整个甲状腺,病变部分坚硬如石,表面不平,常与周围组织粘连而固定,并产生压迫症状,如呼吸困难、吞咽困难、声嘶等,组织学上为致密纤维组织增生。

9 甲状腺腺瘤有哪些病理类型?

(1)滤泡状腺瘤:是最常见的一种甲状腺良性肿瘤,又分为以下几种类型。①胚胎型腺瘤;②胎儿型腺瘤;③胶性腺瘤,又称巨滤泡性腺瘤(最常见);④单纯性腺瘤;⑤嗜酸性腺瘤。

(2)乳头状腺瘤:良性乳头状腺瘤少见,多呈囊性,故又称乳头状囊腺病。甲状腺腺瘤中,具有乳头状结构者有较大的恶性倾向。

(3)不典型腺瘤:比较少见,瘤体包膜完整,质地坚实。

(4)甲状腺囊肿:根据内容物不同可分为胶性囊肿、浆液性囊肿、坏死性囊肿、出血性囊肿。

(5)功能自主性甲状腺腺瘤:瘤实质区可见陈旧性出血、坏死、囊性变、玻璃样变、纤维化、钙化。瘤组织边界清楚,周围甲状腺组织常萎缩。

10 滤泡性腺瘤有哪些临床特点?

滤泡性腺瘤是一种最常见的甲状腺良性肿瘤,从滤泡细胞分化而来。肿瘤多为单发,大小不一,直径多在 1～3 厘米,偶尔可重达数百克,实性,包膜完整,瘤内组织结构比较一致,其形态与周围邻近的甲状腺组织界限分明,可压迫周围的甲状腺组织。体积较大的腺瘤可出现退行性变,如出血、水肿、纤维化、钙化、骨化和囊性变。但与增生性结节比较,发生退行性变的机会较少。滤泡性腺瘤临床上多表现为甲状腺单发结节,直径从几个毫米至数厘米不等,一般生长缓慢。多为自觉症状,极少出现压迫症状。当肿瘤较大,发生瘤内出血时,可出现肿块大小迅速增大,伴有局部疼痛和压痛。甲状腺功能多为正常。甲状腺抗体水平正常,肿瘤发生出血时,血清 Tg 水平可短期升高。甲状腺超声检查,为多为单发实性结节,边界清楚,部分可为囊实性结节。甲状腺核素显像,多为"温结节",少数合并囊性变或退行性变的腺瘤,表现为"冷结节"。甲状腺 FNAC 检查对诊断极有帮助。治疗采用手术治疗。

11 高功能甲状腺腺瘤有哪些临床特点?

高功能腺瘤为一种少见的良性肿瘤,极少恶性变。腺瘤组织功能自主,不受垂体 TSH 的调节。早期周围甲状腺组织仍能分泌甲状腺激素,甲状腺功能正常。后期,瘤组织甲状腺激素分泌过多,导致甲状腺功能亢进,垂体 TSH 分泌受抑,腺周甲状腺组织功能受抑。患者出现甲状腺结节,甲状腺功能亢进。但多数患者甲状腺功能亢进症表现轻,不伴突眼。血清 T_4、FT_4、T_3、FT_3升高,血 TSH 水平降低。甲状腺核素显像表现为"热结节",结节周围的甲状腺组织功能部分或完全被抑制。

对于明确诊断为良性病变者,可采用手术治疗,也可随诊或试用甲状腺激素。随诊期间应注意肿瘤大小的变化,如肿瘤逐步增大或出现周围浸润或压迫症状,需重复 FNAC 或手术治疗。高功能腺瘤也可采用碘-131 治疗,由于治疗高功能腺瘤使用碘-131 的剂量大于治疗 Graves 病的剂量,此法多用于年龄较大,对手术存有顾虑的患者。

 12 甲状腺瘤体或囊肿如不及时治疗将有哪些后患?

甲状腺瘤体或囊肿如不及时治疗可能出现以下变化:①缓慢生长或长期维持原状;②发生退行性病变或坏死,或出现囊性病变;③发展为功能自主性甲状腺瘤,甚至出现甲亢症状,又称为甲状腺毒性腺瘤;④恶变。当患者出现以下症状时,应考虑恶变的可能:肿瘤短期内迅速增大,出现声音嘶哑、呼吸困难、压迫症状,肿瘤坚硬,表面粗糙不平,出现颈淋巴结肿大。

13 哪些症状和体征有助于鉴别甲状腺结节是良性还是恶性?

甲状腺结节就是指甲状腺内的肿块,它可随吞咽动作上下移动,是临床常见病。常见的良性甲状腺结节主要有结节性甲状腺肿、甲状腺腺瘤;而恶性的甲状腺结节主要是指甲状腺癌,但其发生率仅占甲状腺结节的 1%~5%。临床上区分甲状腺肿块是良性还是恶性时有以下一些特征可以帮助发现恶性肿瘤。

(1)儿童、青少年和老年患者:良性的甲状腺肿好发于青壮年和中年,而儿童、青少年和老年患者不是甲状腺肿的好发年龄,所以他们出现甲状腺肿块要高度保持警惕。

（2）甲状腺肿块生长迅速：良性甲状腺肿是常见病，多数生长缓慢，有很长的病史。而肿瘤细胞生长迅速，分裂快，肿瘤细胞来源于单细胞学说，认为从一个细胞经过多次分裂，如果甲状腺肿瘤细胞以每 100 天增值 1 倍的速度发展，从一个肿瘤细胞发展到 1 克需 10 年，而从 1 克长到 8 克只需 1 年，所以肿瘤细胞在微量时很难发现，一旦长大到可以看见或摸到时，生长就非常迅速。甲状腺肿块生长缓慢，病程从数月至数年，多为良性；肿块生长迅速，病程从数周至数月，多为恶性；如肿块生长太快，病程在数天内，多为出血。

（3）颈淋巴结肿大：甲状腺肿不伴颈淋巴结肿大，而甲状腺癌很容易向周围淋巴结转移，所以对颈淋巴结肿大的甲状腺肿块，应高度怀疑甲状腺恶性病变。

（4）甲状腺肿块有浸润征象，如声音嘶哑、呛咳、吞咽困难等：肿瘤的特征是向周围组织浸润，虽然恶性肿瘤体积不大，但浸润可以引起声音嘶哑、呛咳、吞咽困难等征象，而良性甲状腺肿即使长得很大，数十克甚至数百克，由于没有浸润，不会引起声音嘶哑、呛咳、吞咽困难等征象。

（5）年轻时有头颈部外照射史：既往有头颈部外照射史的患者中，甲状腺癌为 4％～5％，有报道高达 7％。有颈部照射史患甲状腺癌的可能性比无照射史增加 20～40 倍。但有的研究者不认为颈部照射史可以增加甲状腺癌的发生率。儿童时期颈部照射史对诊断甲状腺癌非常重要。

（6）肿块为单个还是多个：结节性甲状腺肿的结节是多发的，而恶性肿瘤多半是单发的；结节性甲状腺肿的恶性率较低，为 0.5％～1％，而单个甲状腺结节的恶性率达 10％～25％。

14 鉴别甲状腺结节良恶性有哪些手段？

(1)触诊：触诊是甲状腺结节的主要检出方法，也是最简单方便的方法。但是触诊存在一定的局限性，因为触诊只能发现较大的或者表浅的结节，而检查者的经验对结节的检出率也会有影响。如果结节的位置较深，或者结节较小，质地与腺体的差别不明显，那么单凭触诊很可能会漏诊。触诊的另一个缺点是难以判断甲状腺结节的性质，难以区分这个结节是良性的还是恶性的，是炎性的还是非炎性的。

(2)彩超：彩超检查是目前临床诊断甲状腺疾病的最主要手段，灵敏度高，可检出直径 2 毫米的微小结节，还能提供结节的大小、质地、边界、钙化情况和血流信号等重要的信息，而且无创、快捷，价格也不贵，因此既可以作为结节的诊断依据，也可用来随访结节的生长情况。另外，通过彩超了解颈部淋巴结的情况，也为判断结节的良恶性提供了充分的支持依据。但必须注意，彩超检查对仪器设备以及检查人员的技术水平要求较高，不同的仪器设备、不同的检查医师，可能得出不同的结果。

(3)穿刺：针吸涂片细胞学检查就是一种术前诊断恶性甲状腺结节的有效方法，也是诊断甲状腺癌的金标准。但要注意的是，它也存在 10% 左右的假阴性，也就是说，大概有 10% 的漏诊机会。因此，对于针吸涂片细胞学检查诊断良性的患者，仍然要综合其他因素一并考虑，并密切观察结节的变化情况。从经济及效益等方面考虑，目前区别甲状腺结节良性或恶性的最好方法是超声引导下的甲状腺结节细针穿刺细胞学检查(FNAC)。

15 甲状腺细针穿刺会扩散肿瘤吗?

甲状腺细针穿刺是一项临床操作,主要通过对甲状腺肿块部位细胞的细针抽吸,再将抽吸出来的细胞均匀地抹到载玻片上,在显微镜下进行检查,从病理学角度对甲状腺肿块进行诊断。甲状腺细针穿刺细胞学检查简单、易行、准确性高,主要用于甲状腺结节的鉴别诊断,分辨良性和恶性病变。此外,它对诊断慢性甲状腺炎和亚急性甲状腺炎也有很高的特异性。

有患者担心甲状腺结节细针穿刺会导致肿瘤扩散。其实这种担心是多余的。甲状腺结节细针穿刺选的是极细的针,细针穿刺采取抽吸取材,吸取的组织由于负压而藏于针芯中。不会漏出而污染其他层次的组织。甲状腺结节细针穿刺运用至今,未见有针道种植肿瘤的报道。因此不必担心穿刺会引起肿瘤扩散。

16 儿童会患甲状腺结节及甲状腺癌吗?

儿童甲状腺结节发病率在 1.5% 左右,以慢性淋巴细胞性甲状腺炎、结节性甲状腺肿等良性情况多见,1/3 为腺瘤,偶见甲状腺癌。儿童甲状腺癌患者常有接受放射物质个人史。主要为乳头状甲状腺癌和滤泡性甲状腺癌,未分化癌和髓样癌少见。

一般没有什么临床症状,偶然发现,可以是单个或多个结节,结节一般表面光滑,无触痛。产生压迫症状的巨大结节罕见。单发性实质性结节恶性可能性较大,应早期手术治疗。结节性甲状腺肿可短期(3~6个月)采用 L-T$_4$ 抑制治疗。

17 发现甲状腺结节可进一步做哪些检查?

(1)甲状腺功能检查:所有甲状腺结节患者都应进行甲状腺激素(T_3、T_4、FT_3、FT_4)和血清 TSH 检查,了解有无甲状腺功能亢进症或甲状腺功能减退症。绝大多数甲状腺恶性肿瘤患者甲状腺功能处于正常状态。TSH 被抑制的甲状腺结节提示结节可能为功能自主性结节。需要进行甲状腺核素显像确诊。

(2)甲状腺自身抗体检查:血清 TPOAb 和 TgAb 水平检测对诊断桥本甲状腺炎很有帮助,尤其是对血清 TSH 水平增高者。85%以上桥本甲状腺炎患者,血清抗甲状腺抗体水平升高。但确诊桥本甲状腺炎不能完全除外甲状腺恶性肿瘤的可能。部分桥本甲状腺炎可合并甲状腺乳头状癌或甲状腺淋巴瘤。

(3)甲状腺球蛋白(Tg)水平测定:甲状腺炎症或肿瘤均可引起血清甲状腺球蛋白水平升高。手术前测定甲状腺球蛋白水平不能鉴别甲状腺结节的良、恶性。血清甲状腺球蛋白水平测定主要用于甲状腺癌全切术后或近全切术后和(或)放射碘去除残余甲状腺后,判断癌肿复发和转移。

(4)血清降钙素水平测定:甲状腺结节伴有血清降钙素水平明显升高时,可诊断甲状腺髓样癌。有甲状腺髓样癌家族史或多发性内分泌腺瘤家族史者,应检测基础或刺激状态下血清降钙素水平,以明确甲状腺髓样癌。

(5)甲状腺超声检查:目前,甲状腺超声检查是评价甲状腺结节大小和数目最较敏感的方法。主要用于明确甲状结节的有无、数目多少、结节大小和性质、有无颈部淋巴结肿大及辅助甲状腺穿刺定位、治疗和随诊。

所有怀疑有甲状腺结节或已有甲状腺结节患者都需行甲状腺超声检查。如果甲状腺超声发现以下特征,常提示结节恶性可能性大。①回声低;②结节边缘不规则;③结节内有点状钙化;④结节内血流信号紊乱;⑤颈部淋巴结肿大。

另外,结节的良、恶性与结节的大小无关,直径小于1.0厘米的结节中,恶性并不少见;与结节是否可触及无关;与结节单发或多发无关;与结节是否合并囊性变无关。

(6)甲状腺核素显像:甲状腺核素显像是目前唯一能够评价甲状腺结节功能状态的影像学检查方法。依据结节对放射性核素摄取能力将结节分为"热结节""温结节"和"冷结节"。"热结节"几乎均为良性,恶性病变极为罕见。"温结节""冷结节"部分为恶性。因此,甲状腺核素显像只对"热结节"有诊断意义,而对判断甲状腺结节的良、恶性帮助甚少。适用甲状腺结节合并甲状腺功能亢进症和亚临床甲状腺功能亢进症的患者。

(7)甲状腺磁共振(MRI)和CT检查:MRI或CT对确定甲状腺结节存在与否帮助较大,其敏感性不如甲状腺超声,且价格昂贵。故不推荐首选检查使用。但MRI或CT能确定甲状腺结节与周围组织的关系,有无胸骨后甲状腺存在、有无纵隔淋巴结转移等。需要了解甲状腺结节与周围组织的关系、有无纵隔淋巴转移时可行MRI或CT检查。

(8)甲状腺细针吸取细胞学活检(FNAC):其是鉴别良、恶性甲状腺结节最准确、最可靠、最有价值的检查方法。以下情况应进行甲状腺细针吸取组织学检查:①直径>1.0厘米或怀疑恶性;②直径＜1.0厘米;③甲状腺癌准备行甲状腺手术或采用非手术方式治疗者。甲状腺细针吸取组织学活检可对桥本甲状腺炎、胶质性结节(结节性甲状腺肿)、亚急性甲状腺炎、乳头状癌、滤泡细胞新生物、髓样癌、未分化癌、恶性淋巴瘤、转移癌等甲状腺疾病做出诊断。但 FNAC 对不能区分滤泡细胞癌或滤泡细胞腺瘤。

18 如何判断孤立性结节是甲状腺腺瘤还是甲状腺癌?

甲状腺腺瘤的孤立性结节具有以下特点:①病史较长,结节生长缓慢;②结节呈圆形、椭圆形,表面光滑,边界清楚,质地较正常甲状腺组织略坚韧,无压痛;③常出现退行性病变;④无侵袭症状,无颈部淋巴结肿大;⑤放射性核素显像多为温结节,也可为凉结节;⑥淋巴造影见边缘规则的充盈缺损,周围淋巴结显影。

甲状腺癌的孤立性结节常具有以下特点:①头颈部和上胸部有放射线照射史;②结节形状不规则,边缘不清,表面不平,质地较硬,肿块活动受限,基底固定;③结节增大较快,或有长期甲状腺肿大,近期迅速增大变硬;④伴有侵袭症状,如呼吸困难、吞咽困难、声嘶等;⑤有颈部淋巴结肿大;⑥放射性核素显像多为冷结节,而硒-75 蛋氨酸扫描阳性;⑦淋巴造影见边缘粗糙的充盈缺损,颈部淋巴结不显影;⑧超声波检查结节无明显包膜,边缘不清,内部显实质性衰减暗区;⑨长期腹泻,无脓血便,常伴面部潮红或多发性黏膜神经瘤,阵发性高血压,血清降钙素、血清素升高,血钙降低,提示甲状腺髓样癌。

19 **哪些甲状腺结节患者应手术治疗？**

有些甲状腺结节,甲状腺细针吸取组织学检查虽不会发现异常,但会伴有甲状腺功能亢进。此时,应视症状考虑是否需要进行手术。一般来说,对于短时间内迅速增长、体积大或有压迫症状的甲状腺结节,应考虑手术治疗。

极少数情况下,甲状腺细针吸取组织学结果为可疑或恶性病变,医生会建议尽早接受手术治疗。

目前甲状腺癌治疗方法以外科手术为主,术后辅以甲状腺素治疗及碘-131治疗,以防止复发或转移。

对于需手术的甲状腺结节患者来说,传统的甲状腺手术,颈部会留有明显的手术瘢痕,给患者造成很大的心理负担,因此腔镜甲状腺手术变得更加受患者欢迎。腔镜手术经口腔前庭或锁骨下或腋窝入路进行手术,能减小手术创伤,也不易留下瘢痕,满足多数患者对外观的要求。

我们应该清楚,任何手术都有一定的风险,甲状腺位于气管前,周边有重要的血管、神经,如果不慎损伤,可导致严重的并发症。

因此,对于检查为良性的结节,最好还是进行观察,尤其是一些老年患者或者一般情况不好、不能耐受手术的患者。对不能进行手术的患者,可采用甲状腺激素抑制治疗(口服左甲状腺素钠片)。而对于儿童期、青春期以及妊娠期的轻症的甲状腺结节患者,一般也不建议手术。当然,若儿童期和青春期的甲状腺结节是单个发生的,因其恶变的可能性较大,还是应当积极手术治疗。

20 甲状腺结节术后有哪些并发症?

甲状腺术后出现发音无力、声嘶、呛咳就应警惕声带麻痹。声带麻痹是甲状腺手术最常见的并发症,其中最主要的原因是喉返神经损伤所致。双侧喉返神经走行于甲状腺背面的气管食管沟中,与甲状腺背面关系密切,当甲状腺发生良性肿瘤肿大时,可能压迫或包绕喉返神经;当甲状腺发生恶性肿瘤时,甚至可以侵犯喉返神经,此时,患者多数表现声音嘶哑、饮水呛咳。

当前,甲状腺手术,多提倡术中解剖喉返神经,以利保护。术中牵拉、电刀或超声刀热传导、缝线结扎、甚至不小心损伤或切断均可引起喉返神经不完全或完全性麻痹,进而导致患者术后出现发音无力、声嘶、饮水呛咳,双侧声带麻痹者甚至可出现呼吸困难,而须紧急气管切开改善通气。当然,对于术中已有恶性肿瘤侵犯的情况,只能切除受累神经。

此外,由于甲状腺手术大多在全身麻醉下进行,术中全身麻醉插管的气囊可能长时间压迫声带,引起声带肌肿胀或萎缩,也可引起声带麻痹,这种情况多数可以自行缓解。另外,全身麻醉手术拔管不慎时,可能发生喉部的环杓关节脱位,也可引起声带麻痹。

21 甲状腺结节患者饮食有哪些宜与忌?

甲状腺结节患者宜吃以下食物:①宜多吃具有增强免疫力的食物,如木耳、香菇、蘑菇、薏苡仁、大枣、核桃、山药和新鲜水果等;②宜多吃具有消结散肿作用的食物,包括油菜、芥菜、菱角、猕猴桃等。

甲状腺结节患者忌吃以下食物：①忌烟、酒；②忌肥腻、油煎食物；③忌吃含碘量高的食物，如海蜇、海参、干贝、紫菜、发菜、海带、龙虾、甲鱼等；④忌辛辣刺激性食物，如花椒、辣椒、葱、桂皮等。

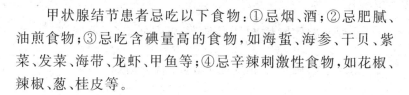

22 甲状腺恶性结节应如何治疗？

绝大多数甲状腺的恶性肿瘤需首选手术治疗。甲状腺淋巴瘤对化疗和放疗敏感，故一旦确诊，应采用化疗或放疗的方法。甲状腺未分化癌由于恶性度极高，诊断时即已有远处转移存在，单纯手术难以达到治疗目的，故应选用综合治疗的方法。

23 甲状腺良性结节应如何治疗？

大多数的甲状腺结节患者，其细针穿刺细胞学检查（FNAC）检查结果应是正常的，且甲状腺功能也没有异常，这种情况多可免受手术之苦。患者可在医生指导下，服用左甲状腺素钠片，以抑制结节的生长。也可以暂时不做任何处理，仅注意观察和随访。需要提醒的是，不管有没有使用药物进行治疗，良性甲状腺结节都需要随访，一般 3～6 个月复查 B 超一次。

当然，治疗方案的选定要根据具体的情况，有时还会进行调整，如定期随访观察发现，患者结节生长迅速或出现钙化，那么很可能需要接受手术治疗。最后的治疗方案是在权衡利弊，并与患者进行充分沟通后制订的。

24 **儿童和妊娠时甲状腺结节应如何处理？**

儿童甲状腺结节相对少见，但恶性率高于成年人，癌肿占 15%。因此，对儿童甲状腺结节患者同样应行细针吸取组织学检查。当细胞学检查提示结节为恶性病变或可疑恶性病变时，应采取手术治疗。

妊娠合并甲状腺结节的发生率和正常人没有差异，重要的是如何处理。首先要明确结节的性质及甲状腺功能情况。胎龄小于 20 周可以进行细针抽吸穿刺检查，明确性质，良性可以不做任何处理；如果恶性，建议停止妊娠，进行手术切除治疗，治愈后再妊娠。需要继续妊娠的可考虑妊娠中期择期手术，术后不要进行放射性碘治疗，同时辅助甲状腺激素抑制治疗，或者仅仅进行甲状腺激素抑制治疗。胎龄大于 20 周以上的可考虑延后细针抽吸穿刺检查到分娩后进行，同时进行甲状腺激素抑制治疗。分娩后明确结节性质再做处理。大多数甲状腺结节都是良性，恶性极少。同时，甲状腺癌的远期预后非常好，甚至可以治愈。另外，甲状腺结节的良、恶性一般对胎儿影响不大，如果同时并发甲状腺功能异常，对症处理即可。

25 **甲状腺单发结节和多发结节的治法相同吗？**

（1）多发结节：甲状腺多发结节常见于甲状腺肿流行地区，多为良性，极少数为多发性腺癌或癌结节。对于此类结节主张随诊观察，并可服用碘剂及甲状腺制剂 6 个月至 1 年。只有出现下列情况时方考虑手术治疗：①压迫气管、食管或喉返神经引起临床症状者；②胸骨后甲状腺肿；③进行性增大影响生活与工作者；④继发甲状腺功能亢进者；⑤疑有恶变者；⑥甲状腺自身抗体阳性者。甲状腺功能正常或减低者，可先试用小剂量甲状腺激素治疗，如经治疗后，结节更为明显，应考虑手术治疗。毒性甲状腺结节，在甲状腺功能亢进症得到控制后，需手术切除。对于单侧应行病侧腺叶大部切除术，双侧者行双侧腺叶大部切除术。应尽量切除无功能或已失去正常结构或已变质的结节，但要尽量保留正常的甲状腺组织，最好是剩余的甲状腺组织总量＞20克。术后服甲状腺片至少半年，维持 T_3、T_4 于正常上限，TSH 于正常下限。

（2）单个结节：单发实性结节如诊断为良性，可先服用甲状腺素片治疗 3～6 个月，若有缩小可继续服药，如不变或增大则应手术治疗。对疑为恶性或自主性高功能结节均须手术治疗。一般认为存在下列情况者更应及早手术治疗：①不除外癌性结节；②细针穿刺细胞学或组织学检查发现癌细胞或癌组织；③自主性高功能结节；④产生压迫症状者；⑤胸骨后者；⑥直径大于 3 厘米的囊性结节；⑦近期内增长迅速者；⑧伴发全身症状者。对于绝大多数的甲状腺单发结节行病侧腺叶的大部切除术，术中须将结节连同包膜外 1 厘米甲状腺组织一并切除，效果良好。对于单发囊性结节，直径＜3.0厘米者多为良性，可行超声引导下穿刺抽吸。直径＞3.0厘米者恶性机会增加，可考虑手术切除。

26　甲状腺结节钙化会癌变吗？

临床上甲状腺结节钙化与甲状腺癌有一定的关系。一般甲状腺结节约有 25％ 出现钙化阴影，而甲状腺癌则有

50％～62.5％有钙化。一般认为钙化颗粒越粗大,癌组织分化越好。甲状腺结节钙化阴影特点与甲状腺癌分类有以下关系。

(1)砂粒样钙化。甲状腺结节钙化几乎为甲状腺恶性肿瘤所共有,甲状腺结节钙化常是乳头状腺癌的特征性表现。

(2)粗大的钙化影像中,有 10％～20％为甲状腺癌,其中滤泡状腺癌所占比例大。

(3)髓样癌常呈粗大颗粒和砂粒样钙化相混合。

(4)一般甲状腺良性肿瘤钙化影像多致密,边缘清楚,而恶性肿瘤则阴影淡而模糊。

 27　超声提示甲状腺结节钙化有什么意义?

普遍认为甲状腺微钙化是诊断甲状腺癌特异性最高的指标。通常将甲状腺结节的钙化分为两种,按大小分为＞2mm 的粗钙化和≤2mm 的微钙化。

超声检查显示,微钙化呈针尖样、颗粒状、点状沙粒样改变。微钙化基本可以反映病理中的砂粒体,一般认为40％～50％的乳头状癌有砂粒体。光镜下,砂粒体为圆形、分层状、嗜碱性钙化球,直径 5～100μm,几乎在其他甲状腺癌中看不到,是乳头状癌的特征性表现。对于其钙化形成机制。有人认为甲状腺癌中由于癌细胞生长迅速,肿瘤中血管及纤维组织多见。组织过度增生就易出现钙沉积从而导致钙化,也可能是肿瘤本身分泌一些物质,如糖蛋白和黏多糖导致钙化。可见微钙化对甲状腺癌尤其是乳头状癌的诊断有较高的特异性。当然甲状腺良性结节中也有一定比例的微钙化出现,在这些患者手术中常发现的黏稠的胶冻状物,认为其与局部富集碘离子有关,且往往病理常提示有乳头上皮增生。

超声检查显示,粗钙化表现为强光团、片状、弧形或其他不规则形态钙化灶。通常认为甲状腺良性疾病可能是在增生和复旧交替发生的过程中,出现甲状腺内纤维组织增生,纤维增生影响甲状腺滤泡的血供,造成甲状腺出血、坏死、血肿吸收后结节囊性变,形成结节壁钙化和纤维隔带钙化。表现为结节边缘片状、团状、弧形粗钙化,后方伴声影。

28 甲状腺癌有几种类型?

甲状腺癌是内分泌系统最常见的恶性肿瘤,占全身恶性肿瘤的 $1\%\sim5\%$。不同年龄甲状腺癌发病率不同,儿童发病率较低,但有结节的儿童中甲状腺癌的患病率高达 $2\%\sim50\%$。发病年龄多在 $40-50$ 岁。女性多于男性,女性是男性的 $2\sim3$ 倍。甲状腺癌包括好几种不同类型的恶性肿瘤,其实是一组病变而不是单个肿瘤。甲状腺癌病理上通常分为四种类型,即乳头状癌、滤泡癌、未分化癌和髓样癌。不同类型甲状腺癌的生物学特点不同,发展过程和转移途径相差很大,有着截然不同的临床表现,结局也相差甚远。

(1)乳头状癌:是指有滤泡细胞分化、具有典型的乳头/滤泡结构和核特征性改变的恶性上皮细胞肿瘤。

(2)滤泡癌:是具有滤泡细胞分化,但缺乏乳头状癌诊断特征的恶性上皮性肿瘤。

(3)未分化癌:最少见,恶性度极高,早期即可发生远处转移,死亡率极高,没有包膜,浸润范围广,使甲状腺形态发生改变。

（4）髓样癌：是发现于 C 细胞肿瘤。癌肿多位于双侧甲状腺的上 1/3。常有局部或对侧淋巴结转移。

这些类型的甲状腺癌中，乳头状腺癌最常见，约占 60%，低度恶性，多见于青年女性；恶性程度最高的是未分化癌，不到 10%，多见于老年人，可很早发生全身转移，预后极差，生存时间大多低于半年，死亡率极高。

 29　甲状腺癌的临床特点有哪些？

（1）乳头状癌

①乳头状癌占甲状腺癌的 60%～80%，此类癌包括单纯性乳头状癌和混合性甲状腺癌，临床最常见，恶性度最轻。

②任何年龄均可发病，但以 30－50 岁者居多，女性多于男性，有些患者儿童时期可有颈部放射治疗史。

③为甲状腺中生长最慢者，多年可局限在甲状腺内，但可经腺内淋巴管扩散至腺体的其他部位或局部淋巴结。随年龄的增大，肿瘤可变成恶性，偶可转化为未分化癌，预后极差。

④临床上除触及甲状腺结节及局部淋巴结肿大外，其他表现极少，有时癌瘤小，位于甲状腺深部而不能触及。

⑤病理上可见分化良好的柱状上皮呈乳头状突起。核清晰伴嗜酸性细胞质，常见同心圆的钙盐沉积。癌瘤浸润周围组织较常见，如广泛地向甲状腺前肌、气管、食管、喉返神经等浸润，但远外转移少见。

（2）滤泡癌

①滤泡癌占甲状腺癌的 15%～20%，此类癌可单纯或多数与乳头状癌混杂，以混合型存在，恶性程度不一，但大于

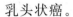

乳头状癌。

②发病年龄平均较乳头状癌高,多见于中年以上女性,儿童时期常有颈部放疗史。

③很少有淋巴转移,但亦有血性远处扩散,特别扩散至骨骼、肺、肝等脏器。有时治疗剂量的甲状腺激素抑制其扩散有较好的作用。

④临床上主要表现为结节性甲肿,单结节多见,体积较大,质硬如石,有包膜,完整或不完整。伴有出血、坏死或囊性变,可累及整叶甲状腺,后期可出现邻近组织的侵蚀、疼痛及远处转移。滤泡细胞癌及其转移灶有摄碘功能,偶可引起甲状腺功能亢进症。

⑤病例所见各部位不一,有的组织几乎正常,有的仅见有核分裂,可见到 Hürthle 细胞,常见到血管和血管附近组织的侵蚀,老年患者更为显著。多数与乳头状癌混杂形成混合类型。

(3)未分化癌

①未分化癌占甲状腺癌的 5%～10%,多为 60 岁左右发病,好发于女性。高度恶性,没有包膜,广泛浸润。早期就可出现肺、骨和脑等部位远处转移。多数患者于确诊 6 个月内死亡。可分若干亚型,但以小细胞癌和巨细胞癌最为重要。

②临床上主要表现为甲状腺肿块迅速增大、疼痛。侵蚀邻近组织,引起声音嘶哑、呼吸窘迫和吞咽困难。肿块大有压痛,质硬如石,与周围组织粘连固定,局部淋巴结肿大,也可远处转移。

③病理上所见主要为含有许多核分裂的不典型细胞和

多核巨细胞,恶性程度大。以小细胞为主时不易与淋巴瘤区别,有时可见有乳头状癌和滤泡细胞癌的成分,提示部分未分化癌是其两者的退行性变(间变)。

(4)髓样癌

①多在 50 岁以上年龄发病,女略多于男。恶性程度高于滤泡腺癌。

②临床上一般先有甲状腺坚硬结节或局部淋巴结肿大,也可经血行向远处扩散。其可分泌降钙素,但一般血钙正常,不出现低血钙症状;亦可分泌前列腺素、肾素和血管活性肠肽引起相应症状;也可分泌血清素和 ACTH,表现有类癌细胞症状和库欣综合征;可 100% 存在于多发性内分泌肿瘤形成(MEN)的 2 型和 3 型中,20%～30%有腹泻,原因不明。

③病理可见细胞形态、排列、分化不一,但无坏死或多核细胞浸润,腺体的其他部位也可见癌性病灶,有血管侵蚀。

 30 甲状腺癌的发展过程是怎样的?

70%以上甲状腺癌以颈前肿块为首发症状,但颈前肿块并不一定都是甲状腺癌。良性疾病如甲状腺瘤及结节性甲状腺肿也表现为甲状腺肿块并可随吞咽上下移动。不过经过细致的检查,可发现肿块(结节)特别硬实,故凡有甲状腺结节的患者必须及早找医生检查。当疾病进一步发展,肿块增大迅速,性质亦更为硬实,但无痛,肿块的表面与腺瘤性质不同,典型的多呈凹凸不平,用手检查肿块时,可发现肿块活动受限制。当肿瘤增大到一定程度,可以压迫邻近器官或侵犯之,从而出现相应症状。①肿瘤压迫气管,可使气管移位,出现不同程度的呼吸困难。②肿瘤压迫食管,可引起吞咽障碍。有时可误认为食管癌。可通过 X 线检查进一步鉴别,当甲状腺癌压迫食管时,X 线检查仅提示颈段食管外压性改变。③压迫喉返神经(行于食管气管沟内,支配喉肌,与发音有关)使其受侵犯,可表现为声嘶。

当然,若甲状腺癌没有得到及时正确的治疗,与其他恶性肿瘤一样,可以发生淋巴转移或远处转移,如转移至肺或骨骼等,此时,处理会比较棘手。所以,尽管甲状腺癌相对其他癌症治愈率相对高一些,但对待甲状腺癌,应坚持早发现、早治疗。

31 甲状腺癌会遗传吗?

遗传因素会使罹患甲状腺癌的风险增加。大部分甲状腺癌(主要是乳头状癌和滤泡细胞癌)都是散发病例,但患者一级亲属中甲状腺癌发病率可上升 4~6 倍。此外,伴随甲状腺髓样癌的多发性内分泌腺瘤病、家族性甲状腺髓样癌以及家族性甲状腺非髓样癌均为遗传性内分泌肿瘤,基因突变发生在种系水平,可遗传给后代,有以上家族史的患者易发生甲状腺髓样癌或甲状腺非髓样癌。临床上约 25% 的甲状腺髓样癌是家族性的,呈常染色体显性遗传;有 5% 的甲状腺非髓样癌为家族性,也为常染色体显性遗传。

32 甲状腺癌应如何治疗?

甲状腺癌相比其他癌症,治愈率要高很多,大多数患者经过正规治疗都会痊愈。甲状腺癌的治疗通常包括以下几种方法。

（1）手术切除：明确诊断或高度怀疑甲状腺癌的患者，应及早手术，除甲状腺未分化癌和甲状腺淋巴瘤之外，绝大多数甲状腺癌患者需要首先采用手术的方法。

①确定手术切除范围应考虑以下几个因素：a. 组织病理类型；b. 原发病灶的大小；c. 淋巴结和远侧转移的情况；d. 患者的年龄和危险分层等。手术应尽可能切除原发病灶和受累的淋巴结。

②对于分化型甲状腺癌患者，推荐行甲状腺全切或近乎全切。可降低术后复发率，也可提高术后 20～30 年生存率，降低癌症相关的死亡率，同时有利于术后碘-131 治疗和随诊。

③甲状腺微小型乳头状癌，多数没有浸润到甲状腺包膜，没有血管浸润，没有局部和远处转移，死亡率不足 0.1%，推荐采用单侧甲状腺切除。

④滤泡细胞腺瘤和滤泡癌在手术期间常不能加以区分，推荐先行甲状腺单叶和峡部切除术。如术后病理为良性，不需要做进一步处理；如病理为恶性，需要再次手术行甲状腺全部切除或术后 6 周内再行甲状腺全切术。

⑤分化型甲状腺癌淋巴结切除问题，摘除肿大淋巴结以被整个区组淋巴结切除取代。推荐乳头状癌应常规切除中央区淋巴结清扫。滤泡癌淋巴结转移少见，如果有淋巴结转移证据存在需要做淋巴结切除，否则，不常规清扫中央区淋巴结。

⑥髓样癌需要采用甲状腺全切和双侧中央区和颈动脉链淋巴结切除。

⑦未分化癌因肿瘤浸润程度广泛，手术目的是解除肿瘤

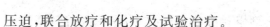

压迫,联合放疗和化疗及试验治疗。

(2)碘-131(^{131}I)治疗:应用碘-131治疗甲状腺癌,其疗效与癌细胞摄取碘-131的多少有关。该法适合于分化型乳头状腺癌和滤泡状腺癌,而未分化癌失去了甲状腺细胞的构造和功能,摄取碘-131量极少,疗效不佳。至于髓样癌,应用碘-131也无效。如果已有远处转移,则需切除全部的甲状腺组织,腺癌的远处转移灶才能摄取碘-131,达到治疗目的。

(3)放疗:放射治疗是恶性肿瘤治疗的三大手段之一,广泛应用于头颈癌的治疗。但是,分化型甲状腺癌对放射线不敏感,因此,放疗一般不作为甲状腺癌的常规治疗手段,只作为局部病变无法切除的甲状腺癌的辅助治疗。甲状腺癌放射治疗的适应证有以下几种。①甲状腺未分化癌(不能手术切除的情况下)首选放疗;②分化型甲状腺癌手术切缘不净或残留者,尤其碘-131治疗无效的晚期患者;③甲状腺癌淋巴结广泛转移,尤其是淋巴结包膜受侵且病变不摄取碘-131者;④术中喉返神经受侵,但保留喉返神经者。

(4)甲状腺素抑制治疗:分化型甲状腺癌术后应给予高于生理剂量的L-T$_4$,可抑制垂体TSH分泌,从而达到抑制肿瘤生长,减少甲状腺癌复发的目的。目前建议对患者采用分层管理,高危患者TSH<0.1毫单位/升(mU/L),低危患者TSH应0.1~0.5毫单位/升。

甲状腺髓样癌、未分化癌和甲状腺恶性淋巴瘤患者使用甲状腺激素治疗目的是替代甲状腺功能,甲状腺素对肿瘤本身的复发则没有抑制作用。这类患者应将血清TSH水平控制在正常范围内。

（5）化疗：分化型甲状腺癌对化疗不敏感，化疗仅适用于那些不能手术、对碘-131 治疗也没有反应、肿瘤呈进展性或有明显症状的肿瘤；或是对已施行的治疗没有反应的患者。但对于甲状腺淋巴瘤，一经确诊，即应采用化学治疗的方法，如 CHOP 方案。对于未分化性甲状腺癌，无论是采用手术治疗、放射性碘-131，还是化疗的方法，效果均很差。

33 甲状腺癌手术后有哪些注意事项？

手术加甲状腺素治疗是目前甲状腺癌的首选治疗方法。甲状腺癌患者应在手术后长期甚至终身服用甲状腺激素进行内分泌治疗，基于两个理由：一方面，甲状腺切除后，甲状腺激素明显减少，严重影响机体的正常调节，需要补充外源性甲状腺激素，即甲状腺激素替代治疗。另一方面，服用甲状腺激素有预防甲状腺再发生肿瘤的作用，即甲状腺抑制治疗，而且甲状腺激素价格也不昂贵，应该坚持服药。但是，内分泌治疗必须恰当，以避免各种不良反应。因此，甲状腺癌患者应坚持与医师保持联系，让医生能够在手术后跟踪观察病情，并及时调整治疗方案。至于手术以后何时开始口服左甲状腺素钠片（优甲乐）及口服左甲状腺素钠片的用量，一般要根据手术切除甲状腺的多少、术后患者血液中的甲状腺激素水平及患者的身体状况决定。通常在手术后 1 周开始，逐渐加量。以后还要根据各个患者的情况变化进行不断调整。

另外一些甲状腺癌患者在手术治疗后必须接受碘-131 治疗。

甲状腺癌术后患者应该在术后 1 年之内，每 3 个月检查

1次,第2年患者每半年检查1次,从第3年起每年检查1次。常规的检查项目主要如下。

(1)甲状腺B超:主要就是看看原来的手术部位是否有复发,附近淋巴结有没有转移,如果有必要的话可能还需做相应的其他影像学检查,如CT、磁共振,甚至PET-CT。

(2)血液化验:主要还是监测激素水平,如促甲状腺素(TSH)、游离T_3、游离T_4,其中最重要的是甲状腺素,要使这个指标低于正常的下限才能达到防止肿瘤复发的目的;每6～12个月要监测血清甲状腺球蛋白(Tg)水平,如果甲状腺球蛋白有进行性升高的话要警惕肿瘤复发的可能。

(3)检查有无远处转移的可能:主要是看有没有肺部和骨部的转移。

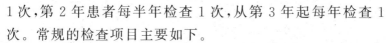

34 甲状腺肿瘤切除后患者饮食有哪些注意事项?

甲状腺肿瘤切除术后第1、2天,应进流质饮食,以利患者吞咽,减轻切口疼痛。如患者有呛咳、误咽时,不宜进流食,可给半固体食物。应少食,多餐,吃高钙、低磷、多纤维、含碘高的食物。注意口腔卫生,及时排出痰液,保持呼吸道通畅。

甲状腺肿瘤切除术患者出院后,忌食油腻、辛辣、煎炸食品;避免食用如胡萝卜、腌菜等抑制甲状腺功能的食物;禁烟禁酒。

适宜多吃含碘量高的食物,如海带、紫菜、发菜、淡菜、带鱼、鲐鱼、鱼肚、蚶;宜多吃具有消结散肿作用的食物,包括菱角、芋芳、油菜、芥菜、猕猴桃;宜多吃具有增强免疫力的食物,如香菇、蘑菇、木耳、核桃、大枣;多吃新鲜的蔬菜、水果。

 35   如何避免甲状腺癌复发？

甲状腺起着生产甲状腺激素的作用，所以手术后，甲状腺癌患者体内便无法再产生足够多的甲状腺激素，对于甲状腺癌全切除的患者，体内已不存在甲状腺组织，也不会有甲状腺激素。甲状腺激素的减少（或缺无），会促使体内促甲状腺激素（TSH）分泌增多；而促甲状腺激素分泌增加，可能会刺激残留的或转移的甲状腺癌细胞增生，从而引起甲状腺癌复发。

因此，患者术后需要长期甚至终身服用甲状腺激素。合理使用甲状腺激素，能够让体内的促甲状腺激素维持在比较低的水平，减少残余甲状腺组织和甲状腺癌细胞受到 TSH 的刺激而增生，从而有效地抑制和防止甲状腺癌复发。同时，这也是提供维持身体组织正常的新陈代谢所需要的甲状腺激素的重要途径。

国内外研究均表明，手术后通过服用甲状腺激素抑制促甲状腺激素，使促甲状腺激素水平长期维持在合理的低水平，可以减少甲状腺癌的复发。

所以，要想避免甲状腺癌复发，就应按照医生推荐的治疗方案，服用甲状腺激素。